守护健康——北大护理健康科普系列丛书
丛书主编 侯淑肖 万巧琴

老年常见急症
居家应急管理手册

主　　编　吴　超　尚少梅
编　　委　（按姓名汉语拼音排序）
　　　　　马池芬　黎秋宏　李梦媛　李如月
　　　　　尚少梅　吴　超

北京大学医学出版社

LAONIAN CHANGJIAN JIZHENG JUJIA YINGJI GUANLI SHOUCE

图书在版编目（CIP）数据

老年常见急症居家应急管理手册 / 吴超，尚少梅主编
北京：北京大学医学出版社，2025. 6. -- ISBN 978-7
-5659-3420-9

Ⅰ．R592.059.7-62

中国国家版本馆CIP数据核字第2025D6Y868号

老年常见急症居家应急管理手册

主　　编：吴　超　尚少梅
出版发行：北京大学医学出版社
地　　址：（100191）北京市海淀区学院路38号　北京大学医学部院内
电　　话：发行部 010-82802230；图书邮购 010-82802495
网　　址：http://www.pumpress.com.cn
E - m a i l：booksale@bjmu.edu.cn
印　　刷：北京溢漾印刷有限公司
经　　销：新华书店
责任编辑：刘云涛　　责任校对：靳新强　　责任印制：李　啸
开　　本：787 mm×1092 mm　1/16　　印张：7.75　　字数：200千字
版　　次：2025年6月第1版　2025年6月第1次印刷
书　　号：ISBN 978-7-5659-3420-9
定　　价：38.00元

版权所有，违者必究

（凡属质量问题请与本社发行部联系退换）

本书由

北京大学医学出版基金资助出版

丛 书 序

人民健康是民族昌盛和国家富强的重要标志，健康中国行动是实施健康中国战略的"路线图"和"施工图"，不仅要从政府的角度提出政策措施，还要对社会和公众提出合理的健康建议，把健康中国战略的理念和要求融入公众日常生活的方方面面。为传递健康知识，普及健康生活方式，提升公众健康照顾技能，助推健康中国战略目标的实现，发挥一流医学院校服务社会的重要职能，以专业力量服务公众健康需求，由北京大学护理学院和各附属医院组成的护理专家团队在为社会大众提供专业护理服务的同时，致力于将健康科普带到千家万户，为人民健康保驾护航。把我们工作中积累的护理专业知识以科普的形式介绍给公众，帮助大家更好地认识健康和疾病，提升全民健康素养，共同构筑健康的第一道防线，是我们创作"守护健康——北大护理健康科普系列丛书"的初衷。

本丛书（第一辑）包含8个分册，涉及自我健康管理、常见慢病自我照护、心理健康自我管理、老年常见急症居家应急管理、肺康复指导、透析患者健康指导、关节置换术居家康复等方面，涵盖健康、亚健康和疾病康复期等不同阶段，读者可以根据自身需要进行选择。本丛书内容编排兼顾医学科普的科学性和通俗性，图文并茂，并附有演示视频，力求科学严谨又不失生动有趣，不仅传播健康照护知识，还非常注重内容的可操作性，读者可以随时将书中所学应用到实际生活当中，具有很强的实用性。

每个人都是自己健康的第一责任人，积极主动地获取健康信息，养成健康的生活方式，提升健康照护的能力，是公众健康素养的重要内容。希望社会公众通过本丛书的学习，不仅增加健康照护知识和技能，也减少因为不了解带来的焦虑，在维护自身和家人健康的过程中多一份淡定与智慧，更好地配合医护人员共同呵护健康。

本丛书也适合广大护理人员和护理专业学生阅读，对他们将来的临床工作会有很多的启发和帮助。

　　本丛书有幸得到2023年度北京大学医学出版基金及北京大学护理学院教材建设和研究项目的资助，从而得以顺利出版，在此表达我们诚挚的谢意！

　　祝愿每一个人都与健康常伴！

前言

随着全球老龄化进程的加速，2050年我国老龄人口比例将接近30%。老年人的健康和福祉、老年慢性病患者的照护问题正成为当前医疗和科研关注的重点。党的二十大报告指出，要"推进健康中国建设""实施积极应对人口老龄化国家战略"。基于社区照护的养老方式使老年人不脱离其所生活、所熟悉的社区，弥补了传统的家庭养老和现代机构照护的不足，成为我国未来养老模式的趋势。此外，2020年底国家卫生健康委、国家医疗保障局、国家中医药管理局联合发布的《关于深入推进"互联网+医疗健康""五个一"服务行动的通知》提出，充分运用互联网、大数据等信息技术拓展服务空间和内容，推进互联网诊疗服务，充分发挥互联网医院在基层医疗服务中的作用，逐步实现患者居家康复，这些举措将大幅度提升老年照护的普及率、覆盖率和医疗资源效益。

老年急症对老年人的健康结局有很大影响。在急救事件中，第一紧急救护最为关键。在居家条件下，掌握积极有效的急救初步应对方法，在有急症先兆的情况下，正确判断，抓住就医时机和开展科学、可及的自救能够最大程度地避免延误病情。在以社区居家照护为基础的养老方式和互联网服务高普及率的背景下，针对个人、家庭和社会人群普及急症的居家应急管理知识，将极大提高院前救护效率和医疗资源效益。然而，目前国内外相关的健康教育多集中在疾病慢性并发症方面，急救内容也多涉及院内医疗处理，而老年常见急症的早期征兆、就医时机和居家干预的健康教育内容基本处于空白。

为填补这一空白，北京大学护理学院、北京大学智慧康养研究院聚焦老年常见急症的应急准备（诱发因素）、应急预警和启动（早期征兆的快速识别）、应急处置（居家紧急应对）和预防四个重要环节，对老年常见急症的居家应急管理进行科普化阐述。相应地，对每部分不易理解的内容配有动画视频进行训练引导,方便读者学习掌握。该手册内容得到北京大学各附属医院和教学医院多名临床医学专家的指导和论证。

　　本书是老年健康自我管理的科普读物,内容突出实用性和实践性,希望能够帮助老年人及其照护者了解常见急症的早期征兆,帮助老年人提升应对急症发作的健康素养和相应的自我管理能力,提高院前管理效能和整体健康水平。该手册可作为社区老年人及其照护者进行健康自我管理的"手边书"。受时间及水平所限,本书尚存在不足之处,希望读者朋友提出宝贵的意见或建议,我们不胜感激。

吴　超

目 录

第一章　老年人发热的居家应急管理

一、老年人发热的特点-002

二、老年人发热的常见原因-002

三、老年人发热的危害-003

四、居家老年人出现发热，如何处理？-003

五、老年人发热需尽快就医的指征-004

六、老年人如何预防发热？-004

第二章　老年人呼吸困难的居家应急管理

一、老年人呼吸困难的特点-006

二、老年人呼吸困难的常见原因-006

三、老年人呼吸困难的危害-007

四、居家老年人出现呼吸困难，如何处理？-008

五、老年人呼吸困难需尽快就医的指征-008

六、老年人如何预防呼吸困难？-009

第三章　老年人胸痛的居家应急管理

一、老年人胸痛的特点-012

二、老年人胸痛的常见原因-013

三、居家老年人出现胸痛，如何处理？-013

四、老年人胸痛需尽快就医的指征-014

五、老年人如何预防胸痛？-014

第四章　老年人腹痛的居家应急管理

一、老年人腹痛的特点-018

二、老年人腹痛的常见原因-019

三、老年人腹痛的危害-019

四、居家老年人出现腹痛，如何处理？-020

五、老年人腹痛需尽快就医的指征-020

六、老年人如何预防腹痛？-021

第五章　老年人消化道出血的居家应急管理

一、老年人消化道出血的特点-024

二、老年人消化道出血的常见原因-024

三、老年人消化道出血的危害-025

四、居家老年人出现消化道出血，如何
　　　　处理？-025

　　五、老年人如何预防消化道出血？-025

第六章　老年人头晕的居家应急管理

　　一、老年人头晕的特点-028

　　二、老年人头晕的常见原因-028

　　三、老年人头晕的危害-029

　　四、居家老年人出现头晕，如何处理？-029

　　五、老年人头晕需尽快就医的指征-030

　　六、老年人如何预防头晕？-030

第七章　老年人晕厥的居家应急管理

　　一、老年人晕厥的特点-032

　　二、老年人晕厥的常见原因-032

　　三、老年人晕厥的危害-033

　　四、居家老年人出现晕厥，如何处理？-033

　　五、老年人晕厥需尽快就医的指征-033

　　六、老年人如何预防晕厥？-034

第八章　老年人谵妄的居家应急管理

　　一、老年人谵妄的特点-036

　　二、老年人谵妄的常见原因-036

　　三、老年人谵妄的危害-037

　　四、居家老年人出现谵妄，如何处理？-037

　　五、如何早期快速识别老年人谵妄？-037

　　六、老年人如何预防谵妄？-038

第九章　老年人昏迷的居家应急管理

　　一、老年人昏迷的特点-042

　　二、老年人昏迷的常见原因-042

　　三、老年人昏迷的危害-043

　　四、居家老年人出现昏迷，如何处理？-043

　　五、如何快速识别老年人的昏迷或昏迷
　　　　先兆？-044

　　六、如何居家进行心肺复苏术？-044

　　七、老年人如何预防昏迷？-045

第十章　老年人误吸的居家应急管理

　　一、老年人误吸的特点-048

　　二、老年人误吸的常见原因-048

　　三、老年人发生误吸时需尽快就医的
　　　　指征-049

　　四、居家老年人出现误吸，如何处理？-050

第十一章　老年人高血压危象的居家
　　　　　　　应急管理

　　一、老年人高血压危象的特点-052

　　二、老年人高血压危象的常见原因-052

三、老年人高血压危象出现的信号
　　有哪些？-053

四、居家老年人出现高血压危象，如何
　　处理？-053

五、老年人如何预防高血压危象？-054

第十二章　老年人糖尿病急性并发症的居家应急管理

一、老年人糖尿病急性并发症都包括
　　什么？-056

二、老年人糖尿病急性并发症的常见
　　原因-056

三、老年人糖尿病急性并发症的危险
　　信号-057

四、居家老年人出现糖尿病急性并发症，
　　如何处理？-058

五、老年人如何预防糖尿病急性并发症？
　　-059

第十三章　老年人急性冠脉综合征的居家应急管理

一、什么是急性冠脉综合征？-062

二、老年人急性冠脉综合征的常见原因-062

三、老年人急性冠脉综合征的特点和预警
　　信号-062

四、居家老年人出现急性冠脉综合征，如何
　　处理？-063

五、老年人如何预防急性冠脉综合征？-063

第十四章　老年人卒中的居家应急管理

一、老年人卒中的常见原因-066

二、如何早期识别老年人卒中？-066

三、居家老年人出现卒中，如何处理？-067

四、老年人如何预防卒中？-067

第十五章　老年人中暑的居家应急管理

一、老年人中暑的常见原因-070

二、如何早期识别老年人中暑？-070

三、居家老年人出现中暑，如何处理？-071

四、老年人中暑需尽快就医的指征-071

五、老年人如何预防中暑？-072

第十六章　老年人急性中毒的居家应急管理

一、老年人急性中毒的常见原因-074

二、如何早期识别老年人急性中毒-075

三、居家老年人出现中毒，如何处理？-075

四、老年人如何预防急性中毒？-075

第十七章　老年人鼻出血的居家应急管理

一、哪些老年人更容易发生鼻出血？-078

二、居家老年人鼻出血，如何处理？-078

三、老年人鼻出血时需尽快就医的指征-078

四、老年人如何预防鼻出血？-079

第十八章　老年人跌倒的居家应急管理

一、哪些老年人更容易发生跌倒？-082

二、社区环境下，老年人跌倒该如何处理？-082

三、居家环境下，老年人跌倒该如何处理？-083

四、老年人如何预防跌倒？-084

第十九章　老年人创伤的居家应急管理

一、哪些老年人更容易发生创伤？-086

二、老年人创伤的常见原因-086

三、老年人出现创伤，如何处理？-087

四、居家情况下如何止血-087

五、老年人创伤时需尽快就医的指征-088

六、老年人如何预防创伤？-088

第二十章　老年人骨折的居家应急管理

一、哪些老年人更容易发生骨折？-090

二、老年人骨折的常见原因-090

三、如何早期识别老年人骨折-091

四、居家老年人出现骨折，如何处理？-091

五、老年人如何预防骨折？-092

第二十一章　老年人烧烫伤的居家应急管理

一、哪些老年人更容易发生烧烫伤？-094

二、老年人烧烫伤的常见原因-094

三、老年人烧烫伤，如何处理？-095

四、老年人烧烫伤需尽快就医的指征-095

五、老年人如何预防烧烫伤？-096

第二十二章　老年人自杀的居家应急管理

一、老年人自杀的常见原因-098

二、如何早期识别老年人的自杀企图？-098

三、发现老年人有自杀意念如何处理？-099

四、发现老年人自杀如何处理？-099

五、如何预防老年人自杀？-100

第二十三章　老年人惊恐发作的居家应急管理

一、老年人惊恐发作的常见原因-102

二、惊恐发作会对老年人产生怎样的影响？ –102

三、如何早期识别老年人的惊恐发作？ –103

四、发现老年人惊恐发作，该怎么做？ –103

五、老年人惊恐发作需尽快就医的指征 –104

六、老年人如何预防惊恐发作？ –104

第二十四章 老年人走失的居家应急管理

一、老年人走失了该怎么办？ –106

二、如何预防老年人走失？ –106

三、加强公众对行为异常老年人的识别教育 –107

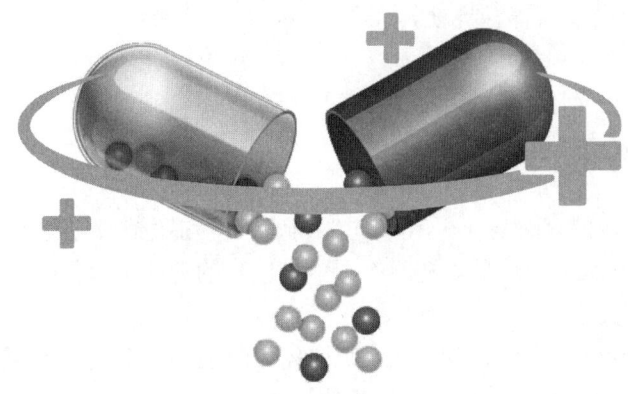

第一章

老年人发热的居家应急管理

发热是指机体在致热原或各种原因作用下引起体温调节中枢功能障碍，体温升高超出正常范围。一般而言，发热在体温上的表现为腋下、口腔或直肠内温度分别超过 37 ℃、37.3 ℃和 37.6 ℃，并且 24 小时内温度差波动在 1 ℃以上或较基础体温升高 1.3 ℃。老年人平均最高体温及最低体温与年轻人差别不大，但体弱老年人的基础体温可能低于健康年轻人，而部分老年人的体温调节能力（如出汗）下降可能会增加某些情况下老年人体温过高的风险。

由于发热而去急诊就诊的患者中，老年患者约占 10%，其中有 70% ~ 90% 的老年患者需要住院治疗，7% ~ 10% 的老年患者可能在 1 个月内死亡。老年患者发热是常见急症，且往往提示高死亡率，需要快速、正确处理。

✚ 一、老年人发热的特点

老年人发热的表现有时与年轻人不同，护理人员和照护者应意识到这些特点，并密切监测老年人的发热或感染迹象。及时的评估和适当的管理可以帮助老年人预防并发症并改善老年人的功能结局。

体温不高： 与年轻人相比，老年人发热时体温可能不会很高。老年人发热时即使体温只是轻微升高，也可能对应着比较严重的情况。

非特异性症状： 老年人发热可能伴有虚弱、疲劳或意识模糊等非特异性症状。有时老年人虽然体温没有升高，但一旦出现前述症状，也可能代表患者出现了感染等情况。

非典型表现： 老年人的发热表现有时可能不典型，即出现的症状或表现可能看似与发热无关，如跌倒、食欲变化或泌尿系统症状，使诊断变得复杂和困难。

健康状况： 老年人发热通常与潜在健康状况有关，如感染、炎症性疾病、肿瘤或药物副作用，这些情况可能会使发热的诊断和治疗复杂化。

并发症风险： 老年人因发热而出现并发症的风险更高，如脱水、电解质失衡或潜在健康状况恶化。因此，及时评估和管理至关重要。

免疫功能下降： 免疫功能下降与衰老有关，免疫功能下降使老年人更容易感染，更不容易产生强烈的发热反应。

✚ 二、老年人发热的常见原因

感染： 感染是老年人发热的最常见原因，包括呼吸道感染（如肺炎或支气管炎）、泌尿道感染、皮肤感染和胃肠道感染。

炎症性疾病： 包括类风湿关节炎、炎症性肠病或血管炎等炎症性疾病。

药物副作用： 有些药物如抗生素，可能引起发热。在评估发热时，需要详细查看老年人的服药情况。

热相关疾病： 老年人更容易患热相关疾病，如暴露在高温下或脱水。

癌症： 某些类型的癌症，如淋巴瘤或白血病，会导致老年人发热。

药物相互作用： 药物相互作用有时会导致发热。
其他原因： 老年人发热的其他不太常见的原因包括血栓、自身免疫性疾病和内分泌紊乱。

✚ 三、老年人发热的危害

由于以上原因，老年人发热可能很危险，易出现以下情况。

脱水： 发热时出汗会导致体液流失增加，呼吸频率增加，从而导致脱水，尤其是液体摄入减少或口渴感受损的老年人。

原有疾病恶化： 发热会加剧原有疾病，如心力衰竭、慢性阻塞性肺疾病或肾病，出现并发症。

意识障碍： 老年人发热时更容易出现意识模糊或精神症状，这可能是严重感染或潜在疾病的征兆。

跌倒风险增加： 发热会降低肌肉力量并影响平衡能力，增加跌倒风险，这对老年人来说尤其危险。

感染风险增加： 发热可能是潜在感染的迹象，随着年龄增加老年人免疫功能下降，发热后更容易感染。

热相关疾病： 老年人的体温调节能力下降，发热可能会导致老年人发生热相关疾病。

器官损伤： 在严重的情况下，长期发热或高热会导致器官损伤，尤其对大脑、心脏或肾影响明显。

✚ 四、居家老年人出现发热，如何处理？

在家照顾发热的老年人，需要控制症状和预防并发症。

体温监测： 用体温计定时监测患者的体温。

保持水分充足： 鼓励老年人多喝水以防止脱水。提供水、清汤、肉汤或口服补液溶液。

休息： 确保患者充分休息，帮助身体从引起发热的疾病中康复。

降温措施： 用湿布或海绵蘸温水轻轻擦拭患者的前额、手臂和腿部。避免使用冷水或乙醇（酒精）擦拭，以免导致老年人寒战和体温升高。

穿着舒适： 给老年人穿上轻便透气的衣服，帮助调节体温。

药物： 根据医嘱，按剂量说明服用非处方退热药物，如对乙酰氨基酚或布洛芬。

监测症状： 留意症状或并发症的任何变化，如患者持续发热、高热或伴有呼吸困难、胸痛、意识模糊或持续呕吐等，需要立即就医。

五、老年人发热需尽快就医的指征

如果老年人出现以下任何情况，应立即就医。

高热：体温 38.5 ℃或更高，尤其是在物理退热和药物退热后仍持续高热的情况下。

持续性发热：持续 3 天以上没有好转的发热。

严重症状：出现严重头痛、胸痛、呼吸急促、意识模糊、头晕或昏厥等。

潜在健康状况：有心脏病、肺病或糖尿病等潜在健康状况的老年人一旦发热，应立即就医，发热对这些患者往往意味着基础疾病的状况恶化。

药物反应：在开始服用新药物后出现发热，并伴有皮疹或肿胀等其他症状。

免疫受损：免疫系统较弱（如患有肿瘤、免疫系统疾病等）的老年人发热往往意味着严重的感染，应立即就医。

脱水：老年人出现脱水的症状，如口干、小便减少或头晕等，应尽快就医。

不明原因发热：无明确病因或相关症状表现的持续发热。

此外，如果老年人或照护者不确定是否需要为发热而就医时，谨慎起见最好就医或进行是否就医的咨询，如咨询互联网医疗健康平台。

六、老年人如何预防发热？

老年人平日可通过多种途径增强体质和保持整体健康来预防发热及发热带来的不良后果。

疫苗接种：确保老年人及时接种推荐的疫苗，包括流感疫苗和肺炎疫苗。

手部卫生：鼓励老年人经常用肥皂洗手，尤其是在吃饭前和上完厕所后。

健康饮食：促进老年人均衡饮食，水果、蔬菜、全谷物和蛋白质均衡，以支持免疫系统。

充分补水：鼓励老年人多喝水以保持体内水分充足，有助于预防感染。

定期锻炼：鼓励老年人有规律地进行体育活动，以保持整体健康并增强免疫功能。

尽量避免接触生病的人：尽量避免与生病的人密切接触，尤其是在流感季节或传染病暴发时。

良好的呼吸道卫生习惯：鼓励老年人咳嗽或打喷嚏时用纸巾或肘部捂住口鼻，以防止呼吸道传染病的传播。

定期健康检查：确保老年人定期接受健康检查，以尽早发现潜在的健康问题。

压力管理：帮助老年人管理压力，因为慢性压力会削弱老年人的免疫功能。

健康的生活方式：鼓励老年人保持健康的生活方式，包括充足的睡眠、戒烟和限制饮酒，以保持整体健康、提高免疫力。

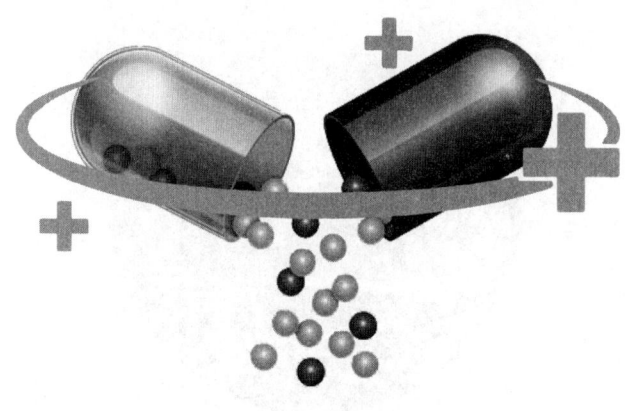

第二章

老年人呼吸困难的居家应急管理

呼吸困难的患者多感觉通气不足、呼吸费力或气短，呼吸频率、深度和节律改变，严重者可张口呼吸、鼻翼扇动、不能平卧、被动体位呼吸，皮肤、黏膜、指端青紫等（图2-1）。

呼吸困难是较为常见的老年急症，也是所有非创伤性急症中死亡率较高的急症之一。有基础肺病、心脏病、吸烟的老年人出现呼吸困难的比例远高于一般老年人。老年人呼吸困难容易伴发抑郁、焦虑和严重的疲劳。年龄相关的心肺系统变化会使老年呼吸困难患者的预后变得更差。临床上将病程在3周以内的呼吸困难称为急性呼吸困难，3周以上的称为慢性呼吸困难。

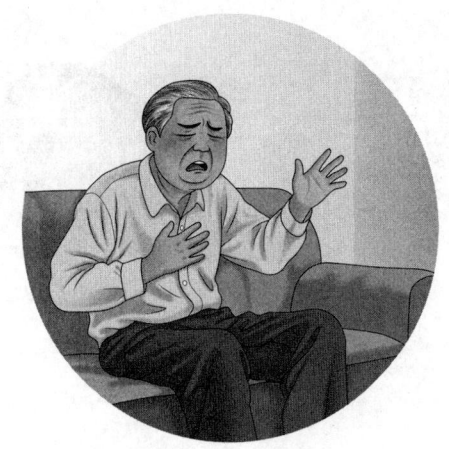

图2-1　呼吸困难

一、老年人呼吸困难的特点

老年人的呼吸困难可表现出多种特征，有些特征可能与年轻人不同。

用力呼吸：呼吸困难的老年人可能会表现出用力呼吸。

喘息、咳嗽或呼吸杂音：一些老年人在呼吸时可能会出现喘息、持续咳嗽或其他呼吸杂音，往往提示潜在的呼吸系统疾病。

快速呼吸：呼吸可能比正常情况更快，患者可能会觉得无法呼吸。

运动耐力下降：老年人可能会因为呼吸困难而减少体育活动。

端坐呼吸：端坐呼吸指平躺时出现呼吸急促而被迫端坐的情况。老年人可能需要使用多个枕头或半直立睡眠来缓解症状。

发作性夜间呼吸困难：这是一种在夜间突然发作的严重呼吸困难，通常会将人从睡眠中惊醒，这是老年人心力衰竭的常见症状。

疲劳：呼吸困难会导致老年人疲劳和虚弱，影响他们进行日常活动的能力。

焦虑：感到呼吸急促会令人恐惧，导致老年人焦虑和呼吸窘迫加剧。

二、老年人呼吸困难的常见原因

老年人的呼吸困难可能由多种潜在疾病引起，包括心脏病、肺病、贫血、肥胖和身体不适等。因此有必要由医疗专业人员进行评估，以确定老年人呼吸困难的原因并进行恰当的管理。

慢性阻塞性肺疾病：包括气道阻塞性慢性支气管炎和肺气肿，是老年人呼吸困难的常见原因，通常是由于长期暴露在烟雾或其他刺激物中导致的。

心力衰竭：当心脏无法泵出足够的血液来满足身体需求时，就会发生心力衰竭，导致肺部积液和呼吸急促，尤其是在劳累或平躺时。

肺炎：肺部感染可导致呼吸困难。

肺栓塞：当各种栓子进入肺动脉或其分支并阻断血液流动时可导致呼吸困难、胸痛等症状突然发作。

间质性肺病：一组导致肺组织瘢痕形成、进行性呼吸困难和肺功能下降的肺部疾病。

哮喘：哮喘是一种气道的慢性炎症性疾病，可导致呼吸困难、喘息和咳嗽反复发作，是对过敏原或刺激物等触发因素的反应。

肥胖：肥胖的老年人肺部压力增加、肺功能下降，可能会出现呼吸困难。

贫血：贫血是一种以红细胞计数或血红蛋白水平低为特征的疾病，血液的载氧量降低，可导致呼吸困难。

衰弱：呼吸肌功能失调导致用力呼吸困难。

惊恐发作：焦虑或惊恐发作会导致呼吸困难，可伴随心搏加速、出汗和颤抖等其他症状。

其他原因：老年人呼吸困难的原因还包括肺癌、肺动脉高压和影响呼吸肌的神经肌肉疾病。

⊕ 三、老年人呼吸困难的危害

老年人呼吸困难可能提示潜在的健康问题，严重情况下可危及生命。

跌倒风险增加：呼吸困难会导致体力活动和行动能力下降，增加跌倒和相关损伤的风险。

生活质量下降：持续的呼吸困难会严重影响老年人的生活质量，导致日常活动和社交活动受到限制。

潜在疾病恶化：呼吸困难可能是心力衰竭、慢性阻塞性肺疾病或肺炎等潜在疾病的一个症状，如果处理不当，这些疾病可能会恶化。

急性呼吸衰竭：严重的呼吸困难可发展为急性呼吸衰竭，肺部无法为身体提供足够的氧气，危及生命。

住院风险增加：患有呼吸困难的老年人住院风险增加。

并发症的风险：如不及时评估和治疗，呼吸困难可能导致并发症，如肺炎、肺栓塞或潜在肺部疾病的恶化。

焦虑和抑郁的风险：慢性呼吸困难会导致焦虑和抑郁，进一步影响个人的心理健康和整体幸福感。

认知功能受损：严重的呼吸困难会导致大脑氧气供应减少，影响认知功能并增加痴呆或谵妄的风险。

心血管事件： 呼吸困难可能是心力衰竭或其他心血管疾病的征兆，会增加心脏病发作或其他心血管事件的风险。

死亡率： 在严重病例中，未经治疗的呼吸困难可导致呼吸衰竭和死亡，尤其是患有多种合并症的老年人。

✚ 四、居家老年人出现呼吸困难，如何处理？

居家照顾呼吸困难的老年人，需要以下关键步骤来帮助控制病情并提高患者的舒适度。

尽量保障舒适的姿势： 帮助老年人坐直或以舒适的姿势呼吸，可用枕头或靠垫等帮助支撑患者的头或胸部。

通风良好： 确保房间通风良好且不太热，可使用风扇或打开窗户来改善气流。

鼓励放松： 通过使用放松技巧，如深呼吸练习、冥想或听舒缓的音乐，帮助患者平静和放松。

监测血氧水平： 如果患者有便携式脉搏血氧计，可定期监测其血氧饱和度。出现血氧饱和度降低提示可能需要医疗护理。

鼓励液体摄入： 除非医生另有建议，否则应鼓励患者多喝水。保持水分充足有助于减少黏液，使呼吸更容易。

避免触发因素： 识别并避免可能加重呼吸困难的触发因素，如吸烟、过敏原或污染物。

使用加湿器： 在房间里使用加湿器可以帮助保持空气湿润，减少对呼吸道的刺激。

辅助用药： 确保患者按照医生处方用药，尤其是在患有慢性阻塞性肺疾病或哮喘等呼吸道疾病的情况下。

监测症状： 记录患者的症状，包括呼吸困难的频率和严重程度，就医时向医生详细描述。

必要时就医： 如果患者呼吸困难严重、持续或伴有其他相关症状，如胸痛、嘴唇或指甲发青，应立即就医。

✚ 五、老年人呼吸困难需尽快就医的指征

不要忽视老年人的呼吸困难，因为呼吸困难很可能是潜在严重疾病的症状表现。及时的医疗评估和治疗有助于控制病因并改善症状。老年人如果出现以下情况，应立即就医。

严重呼吸困难： 如果患者呼吸困难、大口喘气或因呼吸困难而无法说话，需寻求紧急医疗帮助，如拨打"120"或紧急送医。

胸痛： 胸痛，尤其是伴有呼吸困难的胸痛，可能是急性冠脉综合征的表现，需要立即

就医。

嘴唇或指甲发青： 嘴唇或指甲发青变色表示缺氧，需要立即进行医疗评估。

症状恶化： 如果采取了家庭护理措施，但呼吸困难仍在恶化，或者伴发热、咯血或腿部肿胀等其他症状，需要立即就医。

新发性呼吸困难： 如果患者以前从未经历过呼吸困难，突然出现呼吸困难，则表明存在严重的潜在疾病，需要立即就医。

心肺疾病史： 有心肺疾病史的老年人如果出现呼吸困难，提示病情可能恶化，应立即就医。

意识障碍或头晕： 如果呼吸困难伴有认知障碍（可表现为"糊涂"）或头晕，需要立即就医。

✚ 六、老年人如何预防呼吸困难？

老年人预防呼吸困难包括管理潜在的疾病和养成健康的生活习惯。

管理慢性疾病： 管理心脏病、肺病和哮喘等慢性疾病有助于预防呼吸困难，包括按处方服药和遵循康复建议。

保持活跃： 有规律的体育活动有助于改善肺功能和整体心血管健康状况，降低呼吸困难的风险。散步、游泳或轻柔的伸展运动等都是有益的。

保持健康体重： 通过均衡饮食和定期锻炼来保持健康的体重可以降低呼吸困难风险。

避免吸烟和二手烟： 吸烟会损害肺，并可能导致呼吸系统问题，包括呼吸困难。应避免吸烟和接触二手烟，以保护肺健康。

监测呼吸： 密切关注呼吸模式的任何变化或呼吸困难的发展。早期发现有助于在病情恶化之前控制病情。

保持水分充足： 喝足够的水有助于保持呼吸系统正常运转，改善症状。

练习和保持恰当的姿势： 不恰当的姿势会限制肺扩张，使呼吸更加困难。鼓励老年人坐和站时保持良好的姿势。

减少空气刺激物的暴露： 污染物、过敏原和其他空气刺激物会引发易感人群的呼吸困难。应避免暴露在污染中，可使用空气净化器，保持室内空气清洁。

接种疫苗： 老年人接种流感和肺炎疫苗有助于预防可能导致呼吸困难的呼吸道感染。

定期检查： 定期进行医疗检查有助于监测肺功能并尽早发现问题，应听取医生的建议。

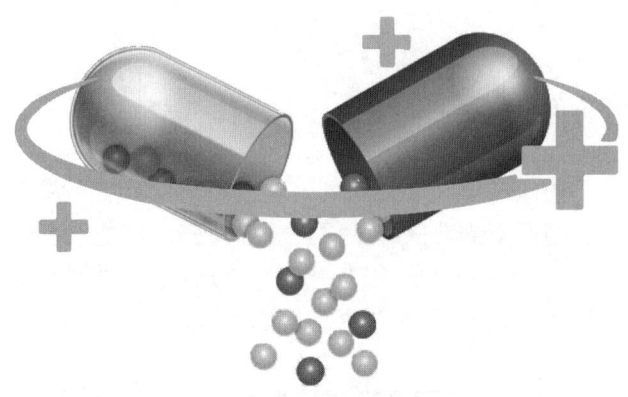

第三章

老年人胸痛的居家应急管理

胸痛在急诊患者中较常见，占急诊就诊患者的 5% ~ 10%。相比于年轻患者，老年人胸痛时胸闷不适的主诉更多。

与成人一般的胸痛症状相似，老年人胸痛或胸闷不适的原因较多，可以是器质性的，也可以是功能性的，其中具有高致死风险的急危重症包括急性冠脉综合征、急性肺栓塞、张力性气胸和主动脉夹层等。文献报道，急诊的胸痛患者就诊原因中，肌肉骨骼相关疾病约占 36%，胃肠道疾病约占 19%，急性心肌梗死约占 10%，心肌缺血或心绞痛约占 12%，呼吸系统疾病约占 5%。也有研究认为，60 岁以上老年人的急性胸痛中，心源性原因导致的约占 50%。

⊕ 一、老年人胸痛的特点

由于潜在的病因不同，老年人的胸痛可表现出不同的特点。需要注意的是，胸痛可能有多种原因，严重的情况下需要立即就医。一般而言，凡是患者出现了面色苍白、大汗、明显呼吸困难、血氧饱和度降低、发绀、颈静脉充盈或怒张（图 3-1）、呼吸音改变、严重心悸心慌、血压下降等，不论病因如何均属急危重状态，需即刻就医。

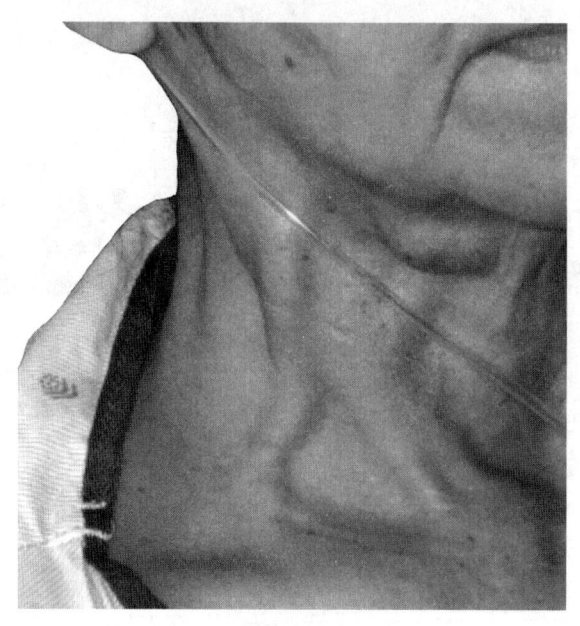

图 3-1　胸痛伴随颈静脉怒张

位置：患者通常感觉疼痛在胸骨后或胸部中心左侧，也可能辐射到颈部、下巴、肩膀、手臂或背部。

性质：胸痛可以是钝痛、尖锐的刺痛、灼热感或类似压力的不适。

持续时间：心脏病发作引起的胸痛通常会持续几分钟及以上。非心源性疼痛持续时间因病因而不同，在老年患者中常在一段时间内间歇性或持续存在。

诱因：与心绞痛等心脏病相关的胸痛可能由体力消耗、情绪压力或寒冷等诱发。

相关症状：胸痛可能伴有呼吸急促、出汗、恶心、呕吐、头晕或心悸等症状。

缓解：心绞痛等心脏相关原因引起的胸痛通常可以通过休息或硝酸甘油等药物缓解，其他原因引起的胸痛可能对这些措施没有反应。

⊕ 二、老年人胸痛的常见原因

老年人胸痛可能提示患者潜在的健康问题，严重情况下可危及生命。

心脏相关原因

心绞痛：由于流向心肌的血液减少而引起的胸痛或不适。常由身体/情绪压力引发。

心肌梗死：冠状动脉堵塞会减少流向心肌的血液流量，导致胸痛或血压升高。

主动脉夹层：这是主动脉内层的撕裂，主动脉是从心脏分支出来的大血管。患者会出现剧烈的胸部或背部疼痛，病情危急。

呼吸道原因

肺炎：肺部感染，可引起胸痛，尤其是在咳嗽或深呼吸时。

胸膜炎：肺部和胸部的炎症累及胸膜可导致呼吸或咳嗽时胸部剧烈疼痛。

肺栓塞：当各种栓子在肺动脉及其分支中阻断流向肺的血液时就会发生肺栓塞。肺栓塞会导致剧烈胸痛、呼吸急促等症状。

胃肠道原因

胃食管反流病：胃内容物从胃流回食管，引起胃灼热和胸痛。

食管痉挛：食管肌肉异常收缩，可引起胸痛。

食管癌。

肌肉骨骼原因

肋软骨炎：连接肋骨和胸骨的软骨炎症，引起胸痛，胸痛可能随着运动或深呼吸而加重。

肋骨骨折：肋骨骨折会引起剧烈的胸痛，尤其是在运动或深呼吸时。

肌肉拉伤：过度使用或损伤胸肌或肋骨会导致胸痛。

带状疱疹。

其他原因

焦虑或惊恐发作：强烈的焦虑或恐惧感会导致胸痛以及呼吸急促和头晕等其他症状。

⊕ 三、居家老年人出现胸痛，如何处理？

胸痛很可能是严重疾病的征兆。居家老年人出现胸痛，家人或照料者需要遵循以下几点，以确保患者在等待医疗帮助时的舒适和安全。如果不确定如何照顾胸痛患者，或者感觉他们的症状恶化，应立即致电急救服务。

保持冷静：不要慌张，告知患者医疗援救正在赶来，让患者安心。焦虑会加重胸痛和其他症状。

协助用药：如果患者平日服用治疗胸痛或心脏病的药物，帮助他们按处方服用这些药物。如果患者服用后症状出现好转，不要放松警惕，仍应就医进行评估。
帮助患者保持舒适姿势：帮助患者找到一个舒适的姿势，如坐起或身体前倾，有助于缓解胸部压力。
监测症状：密切关注患者的症状，有条件时应监测患者的呼吸、心率、血压、血氧等生命体征。
提供氧气：有条件者，应协助患者吸氧。
避免进食和进水：除非医疗专业人员要求，否则不要给患者任何食物或饮料。
保暖：确保患者温暖，低温会加重胸痛。
不要开车：如果患者需要去医院，不要试图独自开车。
与患者待在一起：不要让患者独处，尤其是当他们出现胸痛或其他相关症状时。

四、老年人胸痛需尽快就医的指征

考虑到老年人患心脏病和其他严重疾病的风险增加，应谨慎对待老年人的任何胸痛，及时进行医疗评估。如果老年人出现以下任何情况，应立即就医。
剧烈疼痛：如果胸痛严重或感觉胸部有压力或挤压感。
持续性疼痛：胸痛持续时间超过 2~5 分钟，或者持续性疼痛且休息后没有改善。
辐射性疼痛：胸痛扩散到颈部、下巴、肩膀、手臂或背部。
相关症状：胸痛伴有呼吸急促、出汗、恶心、呕吐、头晕或心悸等。
心脏病史：如果患者有心脏病史、心脏病心绞痛发作史，即使是轻微或间歇性的胸痛，也应尽快就医。
新的或无法解释的胸痛：胸痛是首次出现、无法解释或与以前经历的胸痛感觉不同。
合并风险因素：患者有心脏病的风险因素，如高血压、高胆固醇、糖尿病、吸烟或心脏病家族史。

五、老年人如何预防胸痛？

老年人预防胸痛包括管理潜在的健康问题和养成健康的生活习惯。
心脏健康管理：通过控制血压、胆固醇水平和血糖水平来保持心脏健康。遵循富含水果、蔬菜、全谷物和蛋白质的健康饮食。
戒烟：吸烟是心脏病和胸痛的主要危险因素，戒烟可以显著降低胸痛和其他心脏相关问题的风险。
定期锻炼：定期进行体育活动，增强心脏功能，改善整体心血管健康。目标是每周至少进行 150 分钟的中等强度运动。
保持健康的体重：超重或肥胖会增加心脏负荷并增加胸痛的风险。通过均衡饮食和定期锻炼来保持健康的体重。

管理压力：精神压力会导致胸痛和心脏问题。练习减压技巧，如冥想、瑜伽或深呼吸。

限制饮酒：过量饮酒会增加患心脏病和胸痛的风险。将酒精摄入量限制在适度水平。

管理慢性疾病：如果有潜在的健康状况，如高血压、糖尿病或高胆固醇，需有效管理这些健康问题。

定期检查：定期检查可以帮助监测心脏健康状况并尽早发现问题。

按处方服药：需遵医嘱按时服药。药物的剂量调整需咨询医生，不可随意自行停药。

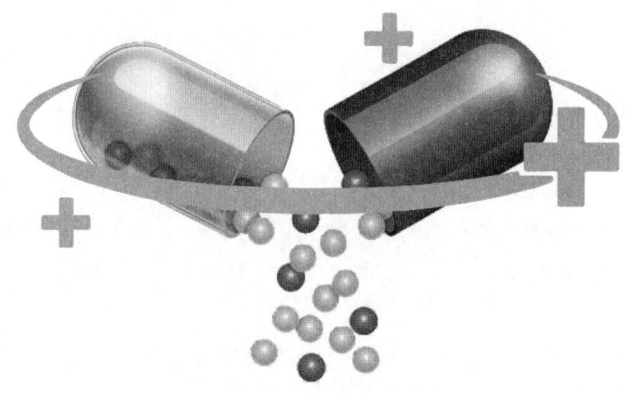

第四章

老年人腹痛的居家应急管理

腹痛是老年急诊患者的常见症状。由于腹痛涉及多器官系统，病变性质复杂多样，症状表现往往不典型，在老年急诊患者中诊断难度高、危险度也高。急性腹痛指持续时间在 24 小时内的突发腹部疼痛。急诊中老年急性腹痛的患者，约 60% 需住院治疗，约 20% 需要侵入性干预。老年急性腹痛患者的死亡率约为年轻患者的 10 倍。

此外，由于免疫和神经系统的改变，老年人对疼痛的感觉和病情严重程度可不相符，炎症反应可不出现发热，不典型症状多，急诊就诊延迟的情况也较为常见。这些因素都可能会影响老年患者的及时就诊，导致较高的死亡率。因此，有必要了解老年人腹痛的特点，早期发现，及时就诊，避免不良结局。

一、老年人腹痛的特点

由于病因的不同，老年人的腹痛可能有多种特点。必须注意的是，由于衰老导致的生理变化和老年人合并多种疾病、多重用药的情况增多，老年人的腹痛表现有时不典型。如果老年人出现腹痛，特别是严重、持续或与其他症状相关的腹痛，应立即就医进行评估和治疗。

位置：疼痛可能出现在上腹部、下腹部或中腹部（脐部），可能局限于腹部的特定区域，也可能扩散。腹部分区见图 4-1。

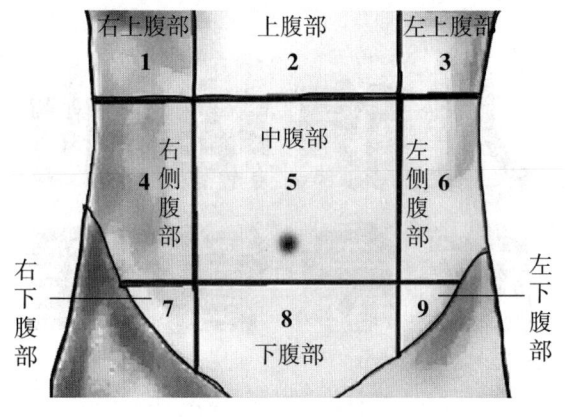

图 4-1　腹部分区

严重程度：疼痛的严重程度从轻微到严重不等。剧烈或突然发作的腹痛可能表明病情严重。有时可以由吃某些食物、运动或体位变化引发或加重。

疼痛的性质：疼痛尖锐、迟钝或痉挛性。可能是持续性，也可能是间歇性，或时轻时重。

相关症状：腹痛可能伴有其他症状，如恶心、呕吐、腹胀、腹泻、便秘、发热、发冷或排便困难、排便习惯改变等。

持续时间：疼痛的持续时间可能会有所不同。有些腹痛可能会自行缓解，而有些腹痛可能会随着时间的推移而持续或恶化。

既往有听力、视力、认知功能受损的老年人可能无法准确表达自身的不适，需要护理人员或照护者细心观察患者的面部表情、声音和身体反应，及时关注老年人的不适。需要注意的是，不能将症状视为衰老的自然后果而延误送诊。

⊕ 二、老年人腹痛的常见原因

老年人腹痛可能提示患者潜在的健康问题，严重情况下可危及生命。老年人腹痛可由多种情况引起。

胃肠道疾病：胃炎、消化性溃疡等炎症性肠病。
胆囊疾病：胆囊结石或胆囊炎会导致腹痛，尤其是在食用含高脂肪的食物后。
胰腺炎：胰腺的炎症会引起严重的腹痛，通常会放射到背部。
肠梗阻：肠梗阻会导致腹部痉挛、腹胀和便秘。
尿路感染：包括膀胱炎和肾盂肾炎等，可引起腹痛。
肾或尿道结石：肾或尿道中的结石会引起严重的侧腹疼痛，并可能辐射到腹部。
腹主动脉瘤：为突然的、严重的腹部或背部疼痛，可危及生命。
疝：如腹股沟疝或裂孔疝，会引起腹部不适和疼痛，尤其是在做某些动作时。
穿孔性消化性溃疡：胃或十二指肠溃疡穿孔可导致突然剧烈腹痛，需要立即就医。
癌症：腹痛可能是多种癌症的症状，包括肠癌、胰腺癌和肝癌。
便秘：慢性便秘会引起痉挛性腹痛。
饮食问题：吃剩菜剩饭、保存不佳或过期的食品等及食物中毒可引发腹痛。
药物中毒：老年人多重用药情况多，误服时有发生，可引发腹痛。
肺炎：有时大叶性肺炎引发的疼痛可波及腹部。
急性冠脉综合征：疼痛可放射至腹部。
糖尿病酮症酸中毒：电解质紊乱与胃肠功能障碍可引起腹痛。
尿毒症等：尿素、胍类化合物等毒素蓄积刺激腹膜和肠道神经丛引起腹痛不适。

⊕ 三、老年人腹痛的危害

延迟诊断：老年人可能难以说清自己的症状，或者患者和照顾者可能将其视为正常的衰老相关的不适，导致寻求医疗救助和严重疾病的诊断延误。
严重的潜在疾病：老年人的腹痛可能由胃肠道出血、溃疡穿孔、肠梗阻或腹主动脉瘤等严重疾病引起，如果不及时诊断和治疗，可能会危及生命。
诊断挑战：由于存在多种合并症和与年龄相关的身体变化，诊断老年人腹痛的原因具有挑战性，导致启动适当治疗延迟。
手术风险增加：腹痛的某些原因，如阑尾炎或肠梗阻，可能需要手术干预。由于与年龄相关的器官功能和愈合能力下降，老年人可能面临更高的手术并发症风险。
对生活质量的影响：慢性或复发性腹痛会对老年人的生活质量产生重大影响，影响他们进行日常活动和享受生活的能力。

✚ 四、居家老年人出现腹痛，如何处理？

腹痛很可能是严重疾病的征兆。居家老年人出现腹痛，家人或照护者需要遵循以下几点来帮助控制症状并提高舒适度。腹痛的根本原因应该由医疗专业人员进行判断。慢性腹痛可通过以下方式进行居家照护。

休息：鼓励老年人休息，避免可能加重疼痛的剧烈活动。

温敷：用加热垫等温敷腹部有助于缓解不适。

补充水分：除非医疗专业人员另有建议，否则应通过增加饮水降低患者出现脱水的风险。

饮食：提供清淡易消化的食物，避免食用可能刺激胃部的辛辣、油腻或高脂肪食物。如腹痛严重，应禁止饮食，迅速就医。

药物：非处方镇痛药如布洛芬等有助于缓解轻度腹痛。慢性腹痛患者在服用任何药物之前，应咨询医疗专业人员，尤其是当患者正在服用其他药物时。

体位：鼓励患者找到一个有助于缓解疼痛的舒适姿势，例如侧卧、膝盖弯曲。

监测症状：跟踪和记录疼痛加重或出现时患者的症状。

避免刺激：鼓励患者避免吸烟、饮酒和饮茶，以免刺激胃壁、加重腹痛。

轻柔按摩：轻柔的腹部按摩有助于放松肌肉，缓解不适，但如果引起任何疼痛，应停止。

就医和随访：对腹痛的根本原因进行彻底评估和适当治疗。

如果腹痛持续不缓解、疼痛加重或伴有其他相关症状，如发热、呕吐或排便习惯改变，则需尽快就医。

✚ 五、老年人腹痛需尽快就医的指征

如果老年人出现以下任何情况，应尽快就医。

严重或持续疼痛：如果腹痛严重、持续或随着时间的推移而加重。

伴发热：发热伴有腹痛可能表明存在感染或炎症。

伴呕吐：持续呕吐，特别是喷射状呕吐或含有血液，应立即就医。

大便有血：如果大便中有血或大便呈黑色和柏油状，则表明胃肠道出血。

排便习惯的变化：如持续腹泻或便秘。

腹部扩张：如果腹部出现肿胀或膨胀，可能表明肠道有阻塞。

呼吸困难：腹痛伴呼吸困难可能表明病情严重，需即刻就医。

眩晕或昏厥：腹痛伴有头晕、头昏或昏厥。

既往病史：老年人有心脏病、糖尿病或肾病等病史。

药物副作用：如果腹痛是某些药物的已知副作用，应尽快就医。

值得注意的是，如果犹豫要不要就医，或者家庭护理不能改善腹痛，应及时寻求医疗帮助。

六、老年人如何预防腹痛？

老年人预防腹痛，应关注保持整体健康和管理潜在的危险因素。

健康饮食： 鼓励富含水果、蔬菜、全谷物和优质蛋白的饮食。限制深加工食品、高脂肪食品和可能导致胃肠道不适的食品。

补水： 确保充足的液体摄入，因为脱水会导致消化问题和腹痛。

定期锻炼： 鼓励进行有规律的体育活动，有助于改善消化，防止便秘。

体重管理： 保持健康的体重，以降低患胆结石和胃食管反流等的风险。

避免触发腹痛的食物： 识别并避免可能引发消化问题或不适的食物，如辛辣食物等。

压力管理： 压力会加剧消化问题，鼓励进行减压活动，如冥想、练瑜伽或打太极等等。

药物管理： 确保按照处方服药，出现副作用时应进行医疗咨询。

定期健康检查： 监测整体健康状况，治疗可能导致腹痛的任何潜在疾病。

健康排便习惯： 通过高纤维饮食、充足的饮水和体育活动来形成有规律的排便习惯。

避免吸烟： 吸烟会增加患消化系统疾病的风险，鼓励戒烟。

保持良好的卫生习惯： 包括手卫生和口腔护理。

视频 肠梗阻

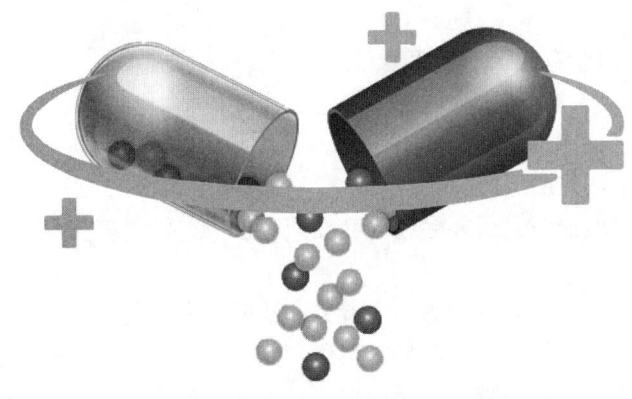

第五章

老年人消化道出血的居家应急管理

消化道出血是临床常见的急危重症。每年约有1%的老年患者因消化道出血而住院，70岁以上老年人群中消化道出血的发病率较30岁以下成人高20～50倍。消化道出血中下消化道出血的发病率低于上消化道出血，占消化道出血的10%～30%。老年人消化道出血发病率高，病死率高，易被心血管病等其他疾病所掩盖，在消化道出血的病例中经常发现和诊断肿瘤。消化道出血往往是某些严重疾病的一个表现，老年人出现消化道出血需及时查明病因，积极治疗，兼顾止血、原发病、并发症及心血管病等伴随病变的治疗。

⊕ 一、老年人消化道出血的特点

大便带血： 消化道出血最常见的症状之一是出现鲜红色或黑色的柏油便（黑便）。粪便中有血可能表明下消化道出血。

吐血： 上消化道出血时，可能会出现吐血或呕血。血液可能呈现明亮的红色或咖啡状外观。

虚弱和疲劳： 大量失血会导致虚弱、疲劳和头晕，尤其是老年人。

腹痛： 一些老年人可能会出现腹痛或不适，其强度和位置因出血部位而异。

头晕或昏厥： 由于血压下降，严重出血可导致头晕或昏厥。

苍白： 由于血容量减少，可能会出现皮肤苍白或嘴唇和指甲苍白。

心率加快： 当身体试图补偿血容量的减少时，可能会出现心率升高（心动过速）。

低血压： 严重的出血情况下可出现血压下降。

意识或精神状态改变： 在某些情况下，消化道出血会导致精神状态混乱，尤其是在老年人中。

呼吸急促： 如果失血过多，可能会出现呼吸困难或呼吸急促。

需要注意的是，消化道出血的症状可能因出血的部位和严重程度而异。出现上述症状的老年人应立即就医。

⊕ 二、老年人消化道出血的常见原因

消化道溃疡： 胃或十二指肠溃疡可导致出血。这些溃疡通常是由幽门螺杆菌感染或使用非甾体抗炎药引起的。

胃炎： 胃壁炎症，通常由幽门螺杆菌感染、非甾体抗炎药使用或过量饮酒引起，可导致出血。

食管静脉曲张： 食管静脉曲张通常由肝硬化引起，食管静脉可破裂并导致严重出血。

胃肠道癌症： 胃癌、食管癌或结肠癌会导致出血，尤其是在晚期。

憩室病： 结肠壁上的小袋（憩室）如果发炎或感染，可能会出血。

血管破裂： 消化道中的异常血管会破裂并导致出血，尤其是结肠。

结肠炎： 结肠炎症如缺血性结肠炎或炎症性肠病，可导致出血。

药物副作用： 某些药物，如非甾体抗炎药、抗凝血剂（血液稀释剂）和抗血小板药物会增加消化道出血的风险。

其他情况： 如血管畸形、创伤、手术或与应激相关的黏膜损伤，也会导致老年人消化道出血。

三、老年人消化道出血的危害

老年人消化道出血可能会产生严重后果，甚至危及生命。

低血容量性休克： 严重出血会导致血容量显著减少，导致血压下降，流向重要器官的血流量减少。这可能导致低血容量性休克，危及生命。

贫血： 慢性或急性失血会导致贫血，从而导致疲劳、虚弱、呼吸急促和其他症状。严重贫血可能危及生命，尤其是老年人。

器官损伤： 长期或严重出血会导致肾、肝或心脏等器官损伤，对整体健康和功能产生严重后果。

感染： 如果出血是由潜在的感染或疾病引起的，则有发生全身感染（败血症）的风险，危及生命。

和治疗有关的并发症： 消化道出血的治疗，如输血、内镜手术或手术，都有其风险。

复发： 在某些情况下，消化道出血可能复发，特别是如果出血的根本原因没有得到充分治疗或管理。

四、居家老年人出现消化道出血，如何处理？

消化道出血属于严重医疗状况，老年人一旦发现消化道出血，如呕血、黑便或柏油便，或有明显失血迹象（如头晕、虚弱、昏厥）应尽快就医以确定出血原因并接受适当治疗、预防并发症。如果出血严重或患者病情恶化，应立即致电急救服务。

在等待医疗救助期间，可以通过以下方式帮助患者：

确保安全： 帮助患者躺下并保持冷静，以防止跌倒或受伤。

监测生命体征： 密切关注患者的脉搏、血压和呼吸，就诊时向医务人员提供这些信息。

不给食物或饮料： 在医疗评估之前，避免给患者吃东西或喝饮料。

提供安慰： 提供安慰并与患者待在一起，直到救援人员到来。

初次治疗后，应维持后续护理和监测，预防复发和管理相关潜在疾病。

五、老年人如何预防消化道出血？

预防老年人消化道出血，主要是解决和管理引起出血的根本原因。

药物管理：会增加出血风险的药物需要在医疗监护下使用，如非甾体抗炎药或血液稀释剂。后期可以考虑替换这些药物或较低剂量使用。

健康饮食：鼓励富含纤维和液体的饮食，以防止便秘，因为便秘会导致排便紧张，增加痔疮或胃肠道出血的风险。

管理慢性疾病：适当管理高血压、糖尿病和心脏病等慢性疾病有助于降低可能导致消化道出血的并发症的风险。

酒精和烟草：鼓励戒烟戒酒，这些习惯会增加胃肠道问题的风险。

定期体育活动：鼓励定期体育活动以保持整体健康，并预防可能导致消化道出血的疾病，如肥胖和心血管疾病。

常规检查：定期检查，有助于发现和管理消化道出血的潜在风险因素。

安全注意事项：鼓励采取安全措施防止跌倒，因为跌倒会导致受伤，并可能导致消化道出血，尤其是老年人。

及时就医：教育老年人和照护人员了解消化道出血的症状和体征，以及在发生消化道出血时立即就医的重要性。

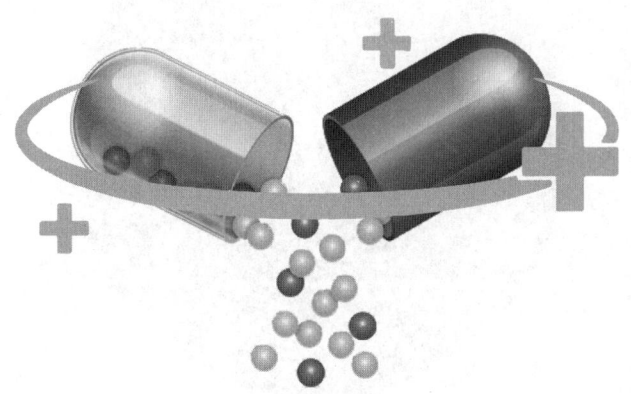

第六章

老年人头晕的居家应急管理

头晕泛指人体空间感知和稳定性平衡失调的主观感觉，是一种症状，而非疾病。头晕在临床很常见，几乎每个人的一生中都会经历多次不同程度的头晕发作，女性多见。头晕症状的发生率随年龄增加而增加，65岁以上老年人因年龄不同头晕比例为4%～30%不等，年龄每增长5岁，头晕增加约10%。头晕是老年人就医的常见原因。

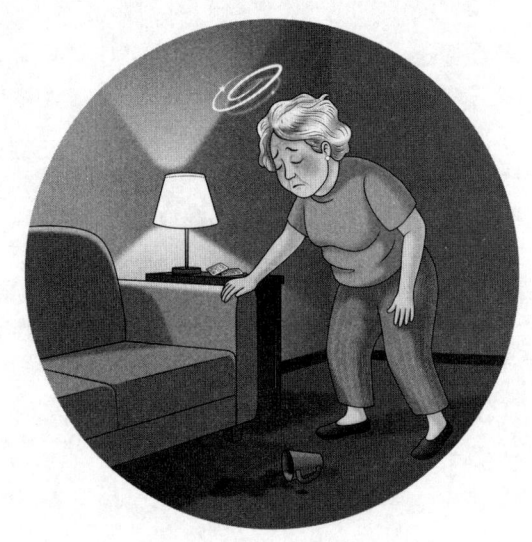

头晕感觉描述的具象画

⊕ 一、老年人头晕的特点

如果老年人出现头晕，应就医进行适当评估，以排除各种潜在健康问题。

眩晕感：患者常描述为房间围绕着他们旋转。

晕厥前兆：一过性、马上要失去知觉、晕倒。

不平衡：难以保持平衡，双脚不稳，或感觉可能摔倒。

头重脚轻感、不稳定感、漂移感：一种不稳定或不平衡的感觉，通常被描述为感觉"偏离"或像在船上行走。

相关症状：老年人头晕可能伴有恶心、呕吐、出汗、听力损失或耳鸣等症状。

触发因素：某些动作（如快速站立）、姿势变化或特定情况（如拥挤或视觉刺激的环境）可能会引发或加重头晕。

持续时间和频率：头晕发作的持续时间可能各不相同，从短暂发作到持续头晕。发作的频率也有所不同，有些人间歇性头晕，有些人则经常头晕。

⊕ 二、老年人头晕的常见原因

老年人的头晕可由多种情况引起，需要咨询医疗专业人员以确定老年人头晕的根本原因并对因治疗。

内耳疾病：如良性阵发性位置性眩晕、前庭神经炎和梅尼埃病，可导致头晕。

直立性低血压：快速站立时血压突然下降，导致头晕。

脱水：由于口渴感减弱或药物副作用，老年人更容易脱水，从而导致头晕。

药物副作用：一些药物，尤其是那些影响血压或具有镇静作用的药物，会导致老年人头晕。

心血管疾病：心律失常、心脏病发作或短暂性脑缺血发作等情况会导致头晕。

神经系统疾病：卒中、帕金森病或多发性硬化症等神经系统疾病会导致头晕。

视力问题：与年龄相关的视力变化或眼部疾病会影响平衡并导致头晕。

肌肉骨骼问题：关节炎或肌肉无力等肌肉骨骼问题会影响活动能力和平衡，导致头晕。

贫血：血液中缺乏红细胞或血红蛋白会减少向大脑输送的氧气，导致头晕。

感染：内耳感染或其他全身性感染可导致头晕。

代谢紊乱：糖尿病或甲状腺功能紊乱等疾病会导致头晕。

心理因素：焦虑、压力或恐慌发作会导致一些老年人头晕。

三、老年人头晕的危害

老年人的头晕可能会导致跌倒，从而导致骨折、头部创伤或其他并发症等严重伤害。跌倒是老年人的主要健康风险，有可能会严重影响生活质量。此外，老年人头晕可能是严重疾病的一种征兆，也会导致老年人焦虑或害怕摔倒，从而减少体力活动，导致整体健康和行动能力进一步下降。因此，及时解决老年人头晕问题，预防跌倒，改善他们的整体健康状况很重要。

四、居家老年人出现头晕，如何处理？

居家照顾头晕的老年人，主要目标是帮助其控制症状并降低跌倒风险。

确保安全：对环境进行适度改造，如撤走地毯或杂物。在走廊和楼梯上安装扶手，在浴室里使用防滑垫等。

鼓励运动：太极或瑜伽等温和的运动可以改善平衡，减少头晕。老年人运动幅度不宜过大，保证安全为主，运动时最好有人陪护或者佩戴跌倒预警设备。

多饮水：脱水会加重头晕。若没有医疗禁忌，鼓励老年人定期摄入水。

药物监测：有些药物会引起头晕。确保按照处方服药，如果头晕持续，需咨询医生。

健康饮食：富含维生素和矿物质的均衡饮食有助于保持整体健康，减少头晕。

管理压力：压力和焦虑会加重头晕。鼓励放松技巧，如深呼吸或冥想。

辅助设备：必要时使用助行器，如拐杖等，以提高稳定性并防止跌倒。

定期体检：定期体检可以帮助监测和管理可能导致头晕的情况。

如果头晕严重、持续或伴有其他发热、心悸、腹痛、胸痛、呕吐等相关症状，需要及时就医。

✚ 五、老年人头晕需尽快就医的指征

如果出现以下情况，老年人应及时就医，确定头晕的根本原因并预防潜在的并发症。

严重症状： 突然出现的严重头晕，尤其是伴有胸痛、心悸、呼吸急促或视力模糊的情况。

频繁发作： 即使体位发生变化或调整药物，头晕也会频繁发生或持续很长一段时间。

跌倒： 头晕会导致跌倒或失去平衡，增加受伤的风险。

其他症状： 头晕伴有其他相关症状，如虚弱、麻木、口齿不清、意识模糊或行走困难。

药物副作用： 如果已知头晕是正在服用的药物的一种副作用，且干扰了老年人的日常活动或生活质量。

新发病： 头晕是老年人的一种新症状，尤其是患者有心脏病、糖尿病或神经系统疾病等基础疾病时。

症状恶化： 尽管采取了家庭护理措施，但头晕仍在逐渐加重。

✚ 六、老年人如何预防头晕？

充分饮水： 脱水会导致头晕，鼓励老年人每天有规律地摄入液体，尤其是水。

健康饮食： 富含维生素和矿物质的均衡饮食有助于保持整体健康，从而降低头晕的风险。

定期锻炼： 体育活动可以改善平衡和力量，降低跌倒和头晕的风险。

管理药物： 咨询医生用药的情况，确保药物不会引起头晕或相互作用。

管理慢性疾病： 管理糖尿病、高血压和心脏病等疾病有助于防止头晕。

避免饮酒和吸烟： 烟酒等物质会导致脱水并影响血液循环，增加头晕的风险。

保持健康的体重： 超重会增加多种健康风险，从而增加头晕的风险。

使用辅助设备： 如有必要，使用拐杖或扶手来帮助保持平衡并防止摔倒。

定期眼部检查： 视力差会导致头晕，需佩戴度数恰当的眼镜。

限制咖啡因摄入： 过量摄入咖啡因会导致脱水并影响血压，可能导致头晕。

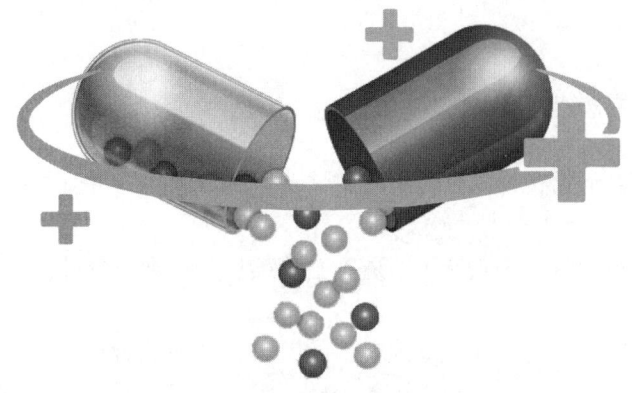

第七章

老年人晕厥的居家应急管理

晕厥是老年常见急症，是由于各种原因所致的脑缺血缺氧，进而突然发生短暂性意识丧失且全身肌肉无力、姿势张力丧失、不能站立，在无任何医学干预下可自行好转。任何年龄段个体均可发生晕厥，其发生率随着年龄的增长而增加，老年人和年龄相关的退行性改变、慢性病合并症高发及多重用药等情况，导致晕厥多发，且机制复杂。老年人晕厥入院率高达61.8%，是老年人住院主要原因之一。

年轻人晕厥后可完全清醒且一般不留后遗症。据估计，每年有30%～40%的老年人发生跌倒，其中有20%原因不明。老年人晕厥可能会经历失忆，可能部分解释了这些不明原因的跌倒。老年人不明原因的跌倒中约有1/5由心律失常所致的晕厥引起的。

一、老年人晕厥的特点

突然发作：晕厥通常在没有任何征兆的情况下突然发生，并且之前可能会有头昏或头晕的感觉。

意识丧失：患者会暂时失去意识，通常会持续几秒钟到一分钟。脸色可能会看起来苍白，脉搏微弱。

姿势相关：晕厥通常发生在直立或坐着的时候，躺下的时候会好转。

自行恢复：恢复意识后，老年人可能会感到困惑、虚弱或疲劳。个别会感到头痛或恶心。部分老年人会出现不记得自己晕倒的情况。

诱因：晕厥可能由快速站立、长时间站立、脱水或酷热等因素引发。

需注意，老年人晕厥可能是某些严重潜在疾病的征兆，应就医进行评估。

二、老年人晕厥的常见原因

老年人发生晕厥，应就医进行评估以确定潜在原因来采取适当的治疗，老年人存在机体上的退行性改变，合并基础疾病的情况较多，服用药物较多，经过初步评估后大约30%的老年人可能仍难以明确病因。常见的原因如下。

直立性低血压：从坐姿或平躺改为站立，血压突然下降。

血管性晕厥：因疼痛、情绪紧张或长时间站立等导致的心率和血压暂时下降。

心律失常：如心动过缓（心率减慢）或心动过速（心率加快），会导致大脑供血不足。

心脏病：心脏病发作、心脏瓣膜紊乱或心力衰竭等情况可导致晕厥。

脱水：老年人液体摄入不足会导致低血压和晕厥。

药物副作用：有些药物，尤其是降压药或影响心律的药物，可能会导致晕厥。

神经系统疾病：帕金森病或癫痫等疾病可导致晕厥。

低血糖：尤其是糖尿病，会导致晕厥。

贫血：红细胞计数低会减少输往大脑的氧气，导致晕厥。

肺栓塞：肺中的血栓会降低血液氧气水平并导致晕厥。

器质性心脏病：主动脉狭窄或肥厚性心肌病等疾病可导致晕厥。

三、老年人晕厥的危害

跌倒和受伤风险：意识丧失会导致跌倒，从而导致骨折、头部受伤和其他严重伤害，尤其是对于骨骼脆弱的老年人。跌倒可能会导致老年人丧失独立性并影响生活质量。

心脏问题：晕厥可能是心脏病的潜在症状，如心律失常或器质性心脏病，严重的并发症包括心脏病发作或心搏骤停。

脑血管事件：晕厥可能是大脑血流量减少的迹象，可能会增加老年人卒中或短暂性脑缺血发作的风险。

潜在的危险状况：晕厥可能是其他严重医疗状况的征兆，如肺栓塞，如不及时治疗，可危及生命。

驾驶安全：晕厥会损害驾驶能力，对驾驶员和道路上的其他人构成风险。

考虑到这些潜在的危险，经历晕厥的老年人应就医评估以确定潜在原因并接受适当的治疗以降低复发和相关并发症的风险。

四、居家老年人出现晕厥，如何处理？

确保安全：清除该区域的任何危险。

检查生命体征：老年人晕倒时，保持冷静，检查患者的脉搏和呼吸。若没有呼吸或没有脉搏，立即开始心肺复苏并呼叫紧急医疗救助。

监测：与患者待在一起，监测患者的病情。如果他们很快恢复意识并看起来很稳定，可以帮助患者找到一个舒适的姿势，比如仰卧并抬高双腿。

安抚：安抚患者，使患者保持冷静。让患者知道，如果需要，医疗救援就在路上。

损伤评估：检查患者是否有任何损伤迹象，如割伤、瘀伤或骨折，尤其是在晕厥发作摔倒时。

补水：如果患者能够安全吞咽，则为其提供饮用水。脱水在某些情况下会导致晕厥。

检查药物：如果患者正在服药，检查药物，确保患者是按照处方服药的。有些药物会导致晕厥。

医疗随访：应就医评估和随访晕厥的情况，以确定晕厥的根本原因，并接受适当的治疗和建议，以防止未来发作。

如果患者存在不能迅速恢复意识、呼吸困难、胸痛或其他相关症状，或者有心脏病史或其他严重疾病，应尽快就医。

五、老年人晕厥需尽快就医的指征

意识丧失：老年人晕倒在地或失去意识，尤其是持续几秒钟及以上。

受伤：在晕厥过程中摔倒或受伤。

胸痛：在晕厥之前、期间或之后经历胸痛、压力或不适。

呼吸急促： 在晕厥之前、期间或之后出现呼吸困难或呼吸急促。
心悸： 在晕厥之前或期间有快速或不规则的心搏。
糊涂或虚弱： 在恢复意识后感到困惑、迷糊、虚弱或说话困难。
心脏病史： 有心脏病史，如心律失常、心力衰竭或既往心脏病发作。
高危因素： 如有其他严重潜在疾病的风险因素，如高龄、糖尿病或高血压。

一般来说，任何不明原因的晕厥发作，尤其是在老年人中，都应该立即就医，以确定根本原因和接受及时的治疗。

✚ 六、老年人如何预防晕厥？

老年人、家属和居家照护人员需要同时接受健康教育，学习晕厥的症状和体征，以及发生晕厥时该如何处理。

适当饮水： 脱水会导致低血压，从而增加晕厥的风险。鼓励摄入充足的液体，尤其是在炎热的天气或体育活动中。
监测血压： 定期监测血压，尤其是有低血压或高血压病史的情况。咨询医生获得血压管理的指导。
避免诱因： 识别并避免晕厥的潜在诱因，如快速站立、长时间站立或酷热。
核对药物： 咨询医生核对所有药物，以确保正在服用的药物不会相互作用导致晕厥。如有必要，调整有些药物（如降压药）。
健康饮食： 鼓励健康、均衡的饮食以保持整体健康，预防可能导致晕厥的情况，如贫血或低血糖。
定期运动： 定期进行适度的运动，以改善心血管健康并保持肌肉张力，有助于预防晕厥。
防跌倒措施： 在家中采取防跌倒措施，如消除绊倒潜在危险、在浴室安装扶手。
穿压缩袜： 穿压缩袜可以帮助老年人防止血液积聚在腿上，降低晕厥的风险。
定期检查： 定期检查以监测整体健康状况，干预可能导致晕厥的任何健康问题。

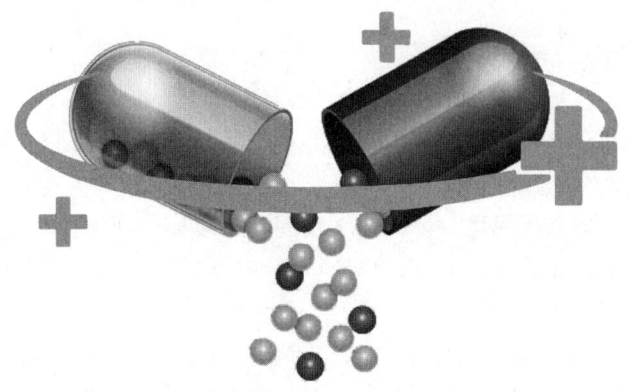

第八章

老年人谵妄的居家应急管理

谵妄以全面的意识损害为特征，个体对环境的警觉、注意和知觉等能力下降，伴有知觉、思维、记忆、精神运动、情绪及睡眠-觉醒周期功能紊乱。谵妄通常在数小时或数天内急性起病，一天之中病情可有变化，一般在夜间恶化。谵妄常见于各种原因引起的脑损伤，曾被称为急性脑病综合征。谵妄可发生于任何年龄，多见于认知储备下降（如痴呆和卒中）、伴有严重躯体疾病、视听障碍、衰弱、营养不良、酒精和药物戒断、手术后的患者。某些治疗药物，如神经精神类药物，也与谵妄的发生有关。老年人一旦发生谵妄需要紧急就医。

⊕ 一、老年人谵妄的特点

精神状态的波动：谵妄通常以意识水平的波动为特征，清醒期与感知混乱或定向障碍交替出现。

注意力不集中：与谵妄患者交谈，会发现患者难以集中或保持对对话的注意力。

思维混乱：谵妄会导致思维混乱，导致理解或处理信息困难；言语错乱、理解和表达能力受损。

记忆障碍：短期记忆可能会受到影响，导致健忘或难以回忆最近的事件。

幻觉：一些谵妄患者可能会出现幻觉，看到或听到不存在的东西。

烦躁或不安：谵妄会导致烦躁、不安或易怒。

运动异常：可以出现少动、茫然淡漠，也可以出现紊乱性兴奋，异常行为可以与幻觉、妄想有关。

睡眠障碍：患者睡眠模式可能会被打乱，会失眠或过度嗜睡。

现实感知的改变：谵妄会导致对现实的扭曲感知，个体会对周围环境或情况感到困惑。

⊕ 二、老年人谵妄的常见原因

感染：尿路感染、呼吸道感染（如肺炎）和其他感染可导致谵妄。

药物副作用：某些药物，尤其是具有抗胆碱能作用的药物，会导致老年人谵妄。

代谢失衡：电解质失衡、脱水和其他代谢紊乱会引发谵妄。

急性疾病或损伤：任何急性疾病或损伤，如心脏病发作、卒中或手术，都可能导致谵妄。

物质使用或戒断：饮酒或吸毒，以及戒断这些物质，都会导致谵妄。

睡眠剥夺：睡眠不足或睡眠模式紊乱会导致谵妄。

潜在的痴呆或认知障碍：患有痴呆或认知功能障碍的老年人发生谵妄的风险更高。

环境因素：住院、陌生的环境、感觉剥夺或超负荷都会导致谵妄。

心理压力：情绪困扰或心理创伤会增加谵妄的风险。

手术或麻醉：接受手术的老年人，尤其是全麻患者，有术后谵妄的风险。

三、老年人谵妄的危害

老年人谵妄可能会产生严重后果，包括：

死亡率增加：谵妄与死亡率增加有关，尤其是在老年人中。

功能下降：谵妄会导致功能状态下降，使老年人更难独立进行日常活动。

长期住院：谵妄通常需要长期住院治疗。

跌倒风险增加：谵妄老年人跌倒的风险增加，导致骨折或其他伤害的风险增加。

认知能力下降：谵妄与认知能力下降和痴呆的风险增加有关。

不良功能结局：经历谵妄的老年人康复结局较差。

情绪困扰：谵妄对个人及其家庭成员来说都是痛苦的，导致情绪负担增加。

机构化风险增加：严重的谵妄可能导致老年人需要在疗养院或其他护理机构接受长期护理。

基础疾病的恶化：谵妄会使基础疾病的管理复杂化，加重原有的基础疾病。

四、居家老年人出现谵妄，如何处理？

老年人发生谵妄应立即送医。如果涉及居家护理，可参考以下护理原则。

识别和治疗潜在原因：谵妄是一组症状群，需要尽快接受医疗评估并明确病因。

创造平静和支持的环境：最大限度地减少环境中的噪声、干扰和陌生的刺激。白天保持房间光线充足，晚上保持黑暗，有助于保持自然的睡眠-觉醒周期。为患者提供安慰和情感支持。

鼓励充足的睡眠：确保患者有足够的休息睡眠，如创造一个舒适的睡眠环境，限制白天的小睡，促进睡前放松等。

保持一致的日常生活：建立一个有规律的日常活动，如规律饮食、服药和睡眠。有助于减少患者的紊乱和不安。

促进饮水和加强营养：鼓励个人多喝水，多吃营养餐。脱水和营养不良会加重谵妄。

监控和管理药物：记录患者的药物剂量、用法和服用时间，确保按处方服用。

提供认知刺激：让个人参与刺激大脑的活动，如阅读、拼图或回忆。然而，要避免过度刺激加剧认知障碍。

确保安全：采取措施防止跌倒和其他事故，包括消除绊倒危险，使用辅助设备、陪护和环境监测等。

就医：如果谵妄持续或恶化，应立即就医。

五、如何早期快速识别老年人谵妄？

在家中识别老年人的谵妄迹象不太容易，如果家属和照护者注意到以下任何迹象，应考虑就医。

突然困惑：如果老年人突然变得似乎有些糊涂、迷失方向或记忆困难，这可能是谵妄的迹象。

行为变化：如烦躁、不安、易怒或退出社交活动。

注意力不集中：谵妄会导致注意力不集中。如果老年人看起来很容易分心或难以跟上谈话，可能是谵妄的迹象。

定向障碍：谵妄会导致一个人对时间、地点或人物定向障碍。他们可能不知道自己在哪里，今天是什么日子，也不知道在和谁说话。

幻觉或妄想：一些患有谵妄的老年人可能会出现幻觉（看到或听到不存在的东西）或妄想（错误的信念）。

睡眠模式的变化：谵妄会导致睡眠模式变化，比如睡得比平时多或入睡困难。

身体症状：谵妄有时候和发烧、心率加快或呼吸急促等身体症状一起出现。

症状恶化：如果困惑或定向障碍在短时间内恶化，可能是谵妄。

最近曾因疾病住院：谵妄通常发生在住院或最近生病的老年人身上。如果老年人最近住院或患有严重疾病，他们患谵妄的风险可能会增加。

如果在老年人身上发现任何以上这些迹象，应及时就医。谵妄可能是一种严重的疾病，早期识别和治疗是改善预后的关键。

✚ 六、老年人如何预防谵妄？

老年人、家属和居家照护人员需要同时接受健康教育，学习谵妄的症状和体征，以及发生谵妄时该如何处理。预防谵妄主要是管理易引起谵妄的危险因素和基础疾病、预防跌倒和突发健康意外。

保持水分的摄入和营养：确保老年人足量饮水，并摄入富含营养的均衡饮食，以支持整体健康。

促进睡眠卫生：鼓励有规律的睡眠计划，创造舒适的睡眠环境以提高睡眠质量。

避免药物管理不当：谨慎使用可能导致谵妄的药物，如镇静剂、抗胆碱能药物等。确保药物使用得当，并定期进行监测。

促进活动能力和体育活动：鼓励有规律的体育活动，以保持肌肉有力、身体平衡和整体健康。这也有助于防止因不动而引起的并发症。

认知训练：参与刺激大脑的活动，如阅读、解谜或社交互动，以保持认知功能。

管理慢性健康状况：正确管理糖尿病、高血压和心脏病等慢性疾病，以降低导致谵妄的并发症风险。

预防感染：保持良好的卫生习惯，接种推荐的疫苗，及时治疗感染，以降低谵妄的风险。

管理感觉障碍：解决视力和听力障碍，减少混乱和定向障碍。

最大限度地减少环境干扰：维持一个平静和熟悉的环境，最大限度地降低噪声和干扰，保持规律的作息以减少心身压力和混乱。

教育护理人员：教育护理人员有关谵妄的迹象以及早期发现和干预的重要性。

变化监测：定期监测老年人的行为、认知或身体健康的任何变化，这些变化可能预示着谵妄的发作。

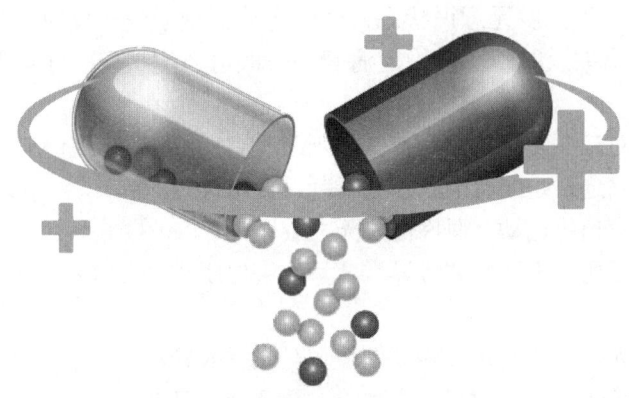

第九章

老年人昏迷的居家应急管理

昏迷是一种严重的意识水平障碍，患者无睁眼、无言语、无自发运动。急诊意识障碍的病例以老年人多见，由于患者多合并严重的器质性病变，病死率较高。老年人的昏迷85%左右由系统性疾病所致，如中毒、代谢或内分泌疾病继发脑损伤；只有15%左右是由单纯中枢神经系统异常引起的。

⊕ 一、老年人昏迷的特点

老年人昏迷是一种深度无意识状态，个体对外部刺激没有反应，无法被唤醒。处于昏迷状态的老年人需要及时就医以确定病因并获取适当的护理。老年人昏迷的主要特点如下：

无反应：患者对口头命令、疼痛或其他刺激没有反应。

闭着眼睛：眼睛通常是闭着的，不会对刺激做出反应而睁开。

缺乏运动：没有自主运动，肌肉可能无力或僵硬。

姿势异常：患者可能表现出姿势异常，呈现去皮质或去大脑强直姿势，可能和脑干功能障碍有关。

无反射：可能无反射或异常反射，如瞳孔对光反射异常等。

呼吸不规律：呼吸可能不规律、浅呼吸或深呼吸，患者可能需要机械通气。

医疗紧急情况：昏迷是一种需要紧急就医的情况，以明确病因并防止进一步的并发症。

预后：昏迷的预后取决于潜在原因、昏迷的持续时间和患者的整体健康状况。预后可以从完全康复到严重残疾或死亡。

治疗：昏迷的治疗重点是识别和治疗根本原因，支持生命功能，预防并发症。

⊕ 二、老年人昏迷的常见原因

卒中：卒中会中断流向大脑的血液，导致大脑损伤和昏迷。

创伤性脑损伤：严重的头部损伤，如跌倒或机动车事故，可导致脑损伤和昏迷。

缺氧：呼吸衰竭、心脏病发作或一氧化碳中毒等情况时，大脑缺氧会导致昏迷。

感染：严重的感染，如脑膜炎或脑炎，可引起大脑炎症和肿胀，导致昏迷。

代谢障碍：糖尿病酮症酸中毒、肝衰竭或肾衰竭等疾病可因体内电解质或毒素失衡而导致昏迷。

药物过量：某些药物过量服用，如镇静剂、阿片类药物或抗癫痫药物，会导致昏迷。

脑肿瘤：大脑中的肿瘤会压迫脑组织，干扰正常的大脑功能，导致昏迷。

癫痫发作：长时间或严重的癫痫发作，尤其是那些没有药物控制的癫痫发作可能导致昏迷。

酗酒或吸毒：过量饮酒或吸毒会导致中毒、服药过量或戒断，从而导致昏迷。

其他神经系统疾病：阿尔茨海默病、帕金森病或多发性硬化症等疾病有时会导致昏迷，尤其是在晚期或有并发症的情况下。

三、老年人昏迷的危害

老年人昏迷是一种危及生命的情况，应密切监测昏迷患者，为其提供适当的医疗干预措施，找到病因，以预防或最大限度地减少昏迷造成的并发症。早期康复和支持性护理对于改善昏迷患者的预后至关重要。昏迷可能导致的主要危害如下。

脑损伤：由于脑细胞缺氧和缺乏营养，长期昏迷会导致不可逆转的脑损伤。

器官衰竭：昏迷会影响心脏、肺、肝和肾等重要器官的功能，导致器官衰竭。

感染：昏迷患者的行动不便和免疫功能下降会增加感染的风险，如肺炎或尿路感染。

褥疮：不动也会导致压疮（褥疮）的发展，压疮会感染并导致进一步的并发症。

肌肉无力和萎缩：长期昏迷可导致肌肉无力和因缺乏运动而出现肌肉萎缩，从而损害行动能力和独立性。

误吸：昏迷患者有将食物或液体吸入肺部的风险，可导致肺炎。

血栓：昏迷患者出现血栓如深静脉血栓形成或肺栓塞等情况的风险增加。

营养不良：昏迷患者可能需要管饲或静脉营养，营养不足会导致营养不良和相关并发症。

心理影响：昏迷及其相关治疗会对患者及其家人产生重大心理影响，导致压力、焦虑和抑郁。

死亡：在严重情况下，或昏迷的根本原因没有得到及时治疗，昏迷可能导致死亡。

四、居家老年人出现昏迷，如何处理？

居家照护昏迷的患者需要专业知识技能和（或）适当的家庭医疗环境，以下是一些通用护理方法。

确保安全：确保环境安全、无危险。使用床栏杆或其他安全措施防止患者恢复过程中出现跌落。

监测生命体征：定期监测患者的生命体征，包括心率、血压和体温。有任何病情变化均需要告知医生。

预防压疮：定期改变体位以预防压疮。使用垫子或枕头支撑身体的脆弱区域。

提供皮肤护理：保持患者的皮肤清洁并保湿，以防止皮肤溃裂。使用温和的肥皂和温水，避免使用刺激性化学品。

协助卫生：帮助患者保持日常卫生，如洗澡、口腔护理以及更换衣服和床单。

营养和补水：遵循医疗保健提供者的喂养和补水建议，可能涉及管饲或静脉输液。

药物管理：遵医嘱用药，记录药物用量、用法。

预防感染：保持良好的卫生习惯以预防感染。定期洗手，确保周围环境清洁。

监测呼吸：注意呼吸窘迫的迹象，如果出现呼吸困难，应立即就医。

情感支持：为患者及其家人提供情感支持。

沟通：以平静和令人放心的方式与患者交谈。即使他们可能没有回应，但他们仍然可以从听到熟悉的声音中受益。

后续护理：遵循医生的建议进行持续护理和康复。

⊕ 五、如何快速识别老年人的昏迷或昏迷先兆？

老年人出现昏迷或意识丧失属于严重情况，应立即拨打急救电话，及时的医疗护理干预对于确定昏迷的原因和提供适当的治疗至关重要。延迟治疗可能导致严重并发症，甚至死亡。结合以下表现能快速判断老年人是否出现了昏迷。

先兆：严重头痛、意识模糊、口齿不清、虚弱或麻木，很可能是昏迷的先兆，需及时就医。

无反应：患者对诸如大声喧哗、疼痛或口头命令等刺激没有反应。

缺乏意识：患者没有意识到周围的环境或自己的身份。

不能说话：患者不能说话或交流。

眼球运动异常：患者可能有眼球运动异常，如凝视或快速眼球运动。

非自主运动：患者可能会出现非自主运动，如抽搐。

呼吸改变：患者的呼吸可能不规则，或出现呼吸困难。

皮肤颜色的变化：患者的皮肤可能会出现苍白、发绀或潮红。

肌肉松弛：患者的肌肉可能无力或松弛。

任何怀疑老年人可能处于昏迷状态的情况，均应紧急拨打求救电话。等待救援的过程中，应注意给患者保暖和保持呼吸道通畅，应将其枕头去掉，使患者平躺，头扭向任意一边，或使患者侧躺，防止气道进一步阻塞。若出现呼吸心搏暂停，应即刻进行心肺复苏，可以帮助挽救其生命。

⊕ 六、如何居家进行心肺复苏术？

为老年人实施心肺复苏术（cardiopulmonary resuscitation，CPR）时，需要考虑其生理特点和潜在的健康状况。以下是根据《中国老年心肺复苏急诊专家共识》制定的标准操作方法，适用于65岁及以上的老年患者。

1. 确保现场安全

在接近患者前，确认周围环境无危险因素，确保自身和患者的安全。

2. 判断意识与呼吸

轻拍患者双肩，贴近患者耳边呼唤其反应。观察胸部是否有起伏，时间控制在10 s以内。若无反应且无正常呼吸或仅有喘息样呼吸，判断为心搏骤停。

3．呼叫急救并紧急施救

立即呼叫他人拨打急救电话（如120）。若无人协助，独自施救者应先进行约2 min的CPR后再呼救。

4．高质量胸外按压和开放气道

- 将患者仰卧于坚硬平面上。施救者跪于患者一侧，双手掌根重叠置于胸骨下半部（两乳头连线中点）。
- 双肘伸直，利用上身重量垂直向下按压，深度为5~6 cm，频率为100~120/min。
- 确保每次按压后胸廓完全回弹，尽量减少中断时间。
- 如口腔有异物（如义齿、呕吐物、食物残渣等），需清理口腔异物；将患者头部轻轻偏向一侧，利用重力使液体异物自然流出。也可以使用手指（可包裹纱布）小心地取出可见的异物。操作时应避免将异物推入更深处，以免加重气道阻塞。
- 清除异物后，采用仰头抬颏法：一手放在患者前额，另一手的示指和中指置于下颏，轻轻抬起下颌，避免按压颈部软组织。

5．人工呼吸和心肺复苏循环

- 捏闭患者鼻翼，施救者口对口吹气2次，每次约1 s，观察胸部是否隆起。
- 避免过度通气，以减少胃胀气和反流风险。
- 按照30次胸外按压和2次人工呼吸的比例循环进行。
- 每进行5组（约2 min）后，重新评估患者的呼吸和脉搏，时间不超过10 s。

6．使用自动体外除颤器

- 如有条件，应尽早使用自动体外除颤器，按照语音提示操作。
- 贴上电极片后，确保无人接触患者，等待AED分析心律。
- 若提示需要电击，按下"电击"按钮后应立即恢复心肺复苏，即开始胸外按压和人工呼吸。这是因为电击可能无法立即恢复心脏的有效泵血功能，继续进行胸外按压和人工呼吸有助于维持血液循环，增加患者生存的机会。

7．终止CPR的条件

- 患者恢复自主呼吸和心搏。
- 专业医务人员接管救治。
- 施救者体力耗尽无法继续。
- 现场环境变得不安全。

请注意，老年人由于骨质疏松等原因，胸外按压时可能更容易发生肋骨骨折等并发症。因此，施救者应在确保有效按压的同时，注意控制按压力度。此外，老年人常伴有多种慢性疾病，实施CPR时应综合考虑患者的整体健康状况。心肺复苏的技术要求很高，如果无法或不愿意进行人工呼吸，只需进行胸外按压，在没有抢救性呼吸的情况下进行胸外按压好于什么都不做。

✚ 七、老年人如何预防昏迷？

老年人、家属和居家照护人员需要同时接受健康教育，学习昏迷的症状和体征，以及发生昏迷时如何处理。预防昏迷主要是管理易出现昏迷的慢性疾病、预防跌倒和突发健康意外。

管理慢性疾病：通过药物治疗、生活方式的改变和定期体检，确保糖尿病、高血压和心脏病等慢性疾病得到良好的管理。

预防跌倒：老年人跌倒的风险更高，可能导致头部受伤。应采取措施防止摔倒，如消除绊倒危险、安装扶手和确保充足的照明。

药物管理：老年人经常服用多种药物，这些药物可能相互作用并导致副作用。确保按处方服药，出现任何副作用及时就医。

定期体检：监测整体健康状况，尽早发现任何潜在问题。

健康生活方式：鼓励健康的生活方式，包括均衡饮食、定期锻炼、保持健康的体重、避免吸烟和过度饮酒。

适当饮水：老年人脱水会导致很多不良健康问题，如电解质失衡等。鼓励老年人在无禁忌的条件下摄入充足的液体，尤其是在炎热的天气或生病时。

监测血糖水平：对于糖尿病患者，定期监测血糖水平并遵循糖尿病管理计划有助于预防可能导致昏迷的并发症。

脑健康：参与促进脑健康的活动，如拼图、阅读和社交，以帮助老年人维持认知功能，降低卒中等神经系统问题导致昏迷的风险。

及时治疗感染：感染可导致严重并发症。

视频　意识障碍

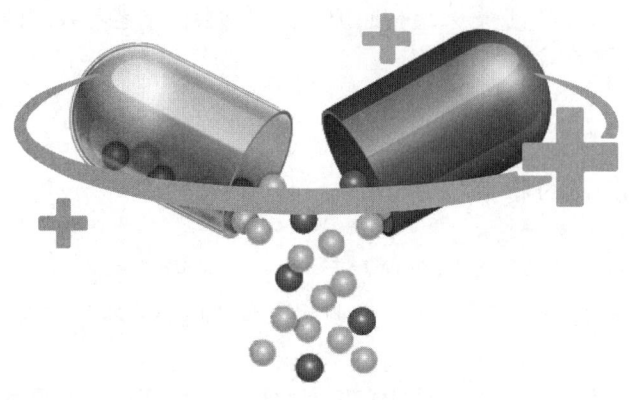

第十章

老年人误吸的居家应急管理

误吸是指食物、唾液等液体或呕吐物被吸入气管并进入肺部，而不是沿着食管进入胃部。误吸可由于多种原因造成，包括吞咽相关肌肉肌力减弱、咳嗽反射受损，或影响正常吞咽能力的情况，如脑卒中、帕金森病或痴呆。吸入的后果可能从轻微（如咳嗽或声音嘶哑）到严重（如肺炎或呼吸窘迫）不等。由于与衰老相关的吞咽机制变化和影响吞咽疾病的患病率较高，老年人特别容易发生误吸。

预防老年人误吸包括各种策略，如改变食物和液体的稠度，练习正确的吞咽技巧，以及解决可能导致误吸的潜在健康状况。老年人的各种反射减弱导致误吸时咳嗽等表现可能并不剧烈，如果出现感染等炎症反应也不典型，尤其是卒中患者，由于语言功能障碍可能无法清楚表达感受，因此护理人员和照护者需要学会识别老年人的误吸，并在发生误吸时及时做出正确的反应，减少并发症。

⊕ 一、老年人误吸的特点

咳嗽或窒息：在进食或饮水期间或之后立即出现咳嗽或窒息。

声音改变：吞咽后，如果患者的声音听起来有"咕噜咕噜"声或"潮湿"，则可能表明食物或液体已进入气管。

吞咽困难：出现误吸的老年人可能会出现吞咽困难，表现为反复吞咽、花很长时间吃完一顿饭或逃避食用某些食物。

呼吸变化：如呼吸困难或呼吸急促，尤其是在进食或饮水后。

经常清嗓子：经常清嗓子，尤其是在饭后，可能是食物或液体进入气道刺激气道的迹象。

反复呼吸道感染：由于细菌从口腔和喉咙进入肺部，误吸可导致反复呼吸道感染，如肺炎。

拒食或不明原因的体重减轻：不明原因的体重减轻可能是吞咽困难和误吸风险增加的迹象，老年人可能会因为误吸导致的不适减少食物摄入或拒绝进食某些食物。

咳嗽或声音微弱：咳嗽或声音微弱可能表明咳嗽反射减弱，也会增加误吸的风险。

需要注意的是，以上这些特征也可能是其他问题引起的。如果怀疑老年人有误吸，最好就医进行诊断和评估。早期发现和干预有助于预防并发症并改善老年人的功能结局。

⊕ 二、老年人误吸的常见原因

吞咽困难：吞咽困难通常是由于与衰老相关的吞咽机制变化或潜在的疾病引起的，如脑卒中、帕金森病或痴呆。

神经系统疾病：如多发性硬化症、肌萎缩侧索硬化症或肌营养不良，会损害吞咽相关肌肉的协调性，增加误吸的风险。

胃食管反流病：慢性胃酸反流会刺激食管，增加误吸的风险，尤其是在睡眠期间。

咳嗽反射受损：咳嗽反射减弱的情况，如神经系统疾病或服用某些药物，会使老年人难以有效地清理气道。

口腔健康状况不佳：牙齿问题，如缺牙或义齿不合适，会使老年人咀嚼和吞咽困难，增加误吸的风险。

药物：某些药物如镇静剂、肌肉松弛剂或减少唾液分泌的药物，会通过损害吞咽或降低喉咙的保护机制而增加老年人误吸的风险。

姿势不良或肌肉无力：吞咽时肌肉无力，以及饮食时姿势不良（如卧位），都会增加误吸的风险。

虚弱或全身无力：衰老或潜在的健康状况导致的全身无力会使老年人更难有效吞咽和保护气道。

精神状态改变：影响精神清晰度或意识的情况，如痴呆或谵妄，可能会削弱识别和应对误吸的能力，导致病情迁延。

视频　误吸的概念和危险因素

⊕ 三、老年人发生误吸时需尽快就医的指征

一般来说，如果怀疑误吸，或者患者有误吸的风险，应立即就医接受评估和适当干预。早期发现和干预有助于预防并发症并改善预后。如果老年人出现以下任何症状或情况，应立即就医。

慢性或复发性误吸：如果患者频繁发生误吸，即使程度轻微，也应就医确定根本原因并接受适当的治疗。

吞咽困难：如果患者一直吞咽困难，可能是之前在用餐时窒息或咳嗽，应就医确定根本原因并接受适当的治疗。

持续咳嗽或喘息：如果患者持续咳嗽或喘息，尤其是在进食或饮水后，可能表明食物或液体进入气道，需要就医。

发热或感染迹象：如果患者在吸入食物或液体后出现发热或其他感染迹象，如胸痛或呼吸急促，则可能发展为吸入性肺炎，需要及时就医。

声音质量的变化：如果患者在进食或饮水后声音变得沙哑或刺耳，可能表明食物或液体已进入气道，需要进行医学评估。

体重减轻或营养不良：如果老人出现不明原因的体重减轻或营养不良，这可能是无法正常吞咽的迹象，有误吸的风险，需要进行医学评估以解决根本原因并预防并发症。

其他潜在健康状况：如果患者有增加误吸风险的基础疾病，如脑卒中、帕金森病或痴呆，应监测误吸迹象并在出现任何问题时寻求医疗和护理支持。

四、居家老年人出现误吸，如何处理？

居家照顾老年人的误吸涉及预防措施和支持性护理两个方面的结合。

改变食物和液体的稠度：根据个人的吞咽能力，改变食物和液体的稠度，使其更容易吞咽。包括增稠液体或避免食用某些难以吞咽的食物。

鼓励适当的姿势：鼓励患者在饮食时坐直，以防止误吸。饭后避免立即躺下。

少量、频繁的膳食：全天提供少量、频繁的膳食，以降低误吸的风险。

监测误吸迹象：观察误吸可能的迹象，如吃饭时咳嗽或窒息、进食后声音变化或反复呼吸道感染。如果出现这些情况，需就医。

口腔护理：确保良好的口腔卫生，如义齿不合适或牙齿缺失，可能会导致吞咽困难。

保持水分：鼓励患者多喝水，以保持咽喉湿润，使吞咽更容易。但要注意液体的稠度，以防止误吸。

药物管理：确保按处方服药，并谨慎使用任何可能增加误吸风险的药物。

康复治疗：咨询神经科医生和言语康复科医生，了解改善吞咽功能的锻炼方法和策略。

使用辅助设备：经医疗专业人员建议可使用辅助设备，如专用餐具或杯子，以使饮食更容易，降低误吸风险。

定期检查：监测病情，并根据需要调整管理策略。

视频　误吸的预防和处理

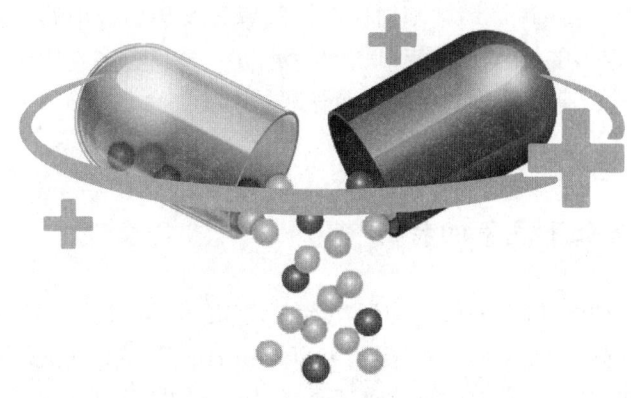

第十一章

老年人高血压危象的居家应急管理

高血压的患病率随着年龄增加而升高。流行病学调查显示我国60岁以上人群高血压患病率为49%，在大城市中比例更高，是老年人不良心血管事件最重要的危险因素，有很高的死亡率和致残率。

老年人高血压有不同于年轻人的特点。单纯收缩期高血压是老年人高血压最为常见的类型，60岁以上老年人中有1/3~1/2患有单纯收缩期高血压，这可能和老年人血管弹性和顺应性降低有关，舒张压随年龄增加而下降，通过收缩压升高来维持平均动脉压保持平稳，从而保证重要器官如脑、肾等的血流供应相对稳定。此外，相较于青年人的高血压，老年人的高血压还有血压波动大、清晨高血压、餐后低血压、血压昼夜节律异常、"白大衣现象"（患者在医疗环境中测血压时，因紧张、焦虑等情绪因素，导致血压升高的现象）多、并发症多的特点；在劳累、情绪波动、季节变化或疾病控制不佳等情况下极易出现高血压危象，高血压危象后的急诊管理是挽救生命、提高救治成功率的关键。

✚ 一、老年人高血压危象的特点

高血压危象是原发性或继发性高血压患者在疾病的发展过程中或在某些诱因作用下，出现血压显著或急剧地升高（通常舒张压>120 mmHg），同时伴或不伴心、脑、肾、视网膜等重要靶器官损害和（或）功能障碍甚至衰竭的一种紧急状态。

高血压亚急症：这是指血压严重升高（通常收缩压超过180 mmHg或舒张压超过120 mmHg），但没有证据表明存在急性靶器官损伤。症状可能包括严重头痛、胸闷、呼吸急促、鼻出血或焦虑、烦躁不安等。需要24小时内平稳控制血压。

高血压急症：血压极高，需要在1~2小时内迅速降压。可出现胸痛、呼吸急促、严重头痛、意识模糊或视力变化等急性末端器官损伤表现。器官损伤会波及大脑（如卒中）、心脏（如心脏病发作）、肾或其他器官。患者有靶器官损害表现但血压升高不明显也视为高血压急症。

✚ 二、老年人高血压危象的常见原因

服药依从性低：不按处方服用降压药物会导致血压突然飙升。
现有高血压：高血压控制不佳的个体发生高血压危象的风险更高。
潜在健康状况：某些疾病，如肾疾病、心力衰竭、主动脉夹层。
药物相互作用：一些药物，如某些抗抑郁药、感冒药和非甾体抗炎药，会与降压药物相互作用，导致血压突然升高。
使用非法药物：使用可卡因或安非他明等非法药物。
戒酒：大量饮酒突然停止会导致有酗酒史的人出现高血压危象。
急性压力：严重的情绪或身体应激会导致血压突然升高。

三、老年人高血压危象出现的信号有哪些？

老年人高血压危象的特点是血压突然严重升高，可能导致严重并发症，如脑卒中、急性冠脉综合征、急性心力衰竭、急性肾衰竭等靶器官损伤。可能会出现以下不适。

严重头痛：突发的严重头痛，通常被描述为一生中最严重的头痛。

严重胸痛：胸痛或压迫感，表明损伤可能涉及心脏。

严重焦虑或呼吸急促：可能会出现极度焦虑或呼吸困难的感觉。

视力变化：可能出现视物模糊、复视或视力丧失。

严重鼻出血：可能会出现难以停止的鼻出血。

虚弱或麻木：可能出现虚弱或麻木，尤其是身体一侧，表明可能出现了脑卒中。

"糊涂"或癫痫发作：严重的情况下可能会出现精神症状、定向障碍或癫痫发作。

四、居家老年人出现高血压危象，如何处理？

如果患者出现高血压危象，如严重头痛、胸痛、呼吸急促或意识模糊，请立即拨打急救电话（120）。等待救援过程中：

保持冷静：让患者保持冷静，告知患者已经拨打急救电话，救援即将到来，让他们安心。帮助患者以舒适的姿势坐下或躺下。

监测生命体征：如有条件，监测患者的血压、脉搏和呼吸频率。注意任何变化，并将此信息转达给应急响应人员。关注并记录患者有无其他不适（如视物模糊、胸痛、腹痛、剧烈头痛、呼吸困难等）。

保持呼吸道通畅：如果患者出现抽搐，将患者头偏向一侧并略向后仰，及时清除口鼻咽喉分泌物与呕吐物，口腔放置牙垫（可用纱布或干净的毛巾替代，置于上下牙齿之间），防止咬伤舌头。

不给药：除非医疗专业人员特别指示，否则不要给患者服用任何降低血压的药物。

保持环境舒适：提供凉爽、安静的环境，根据患者需要提供一些居家可及的措施，如在前额放一条清凉的毛巾。

与患者待在一起：与患者待在一起，直到救援人员到来。

准备好相关病历、医保卡等就医材料。

急救人员到达后向急救人员提供有关其症状和病史的信息，听从医护人员指挥，配合医护人员救治。

视频　高血压危象的识别和居家应急处理

五、老年人如何预防高血压危象？

高血压危象病情凶险，做好预防工作至关重要。对于患有高血压的老年人，应定期监测血压、坚持处方用药方案、保持健康的生活方式，并在出现严重头痛、呼吸急促、胸痛、严重焦虑或视力变化等高血压危象时立即就医。

视频　高血压危象的预防

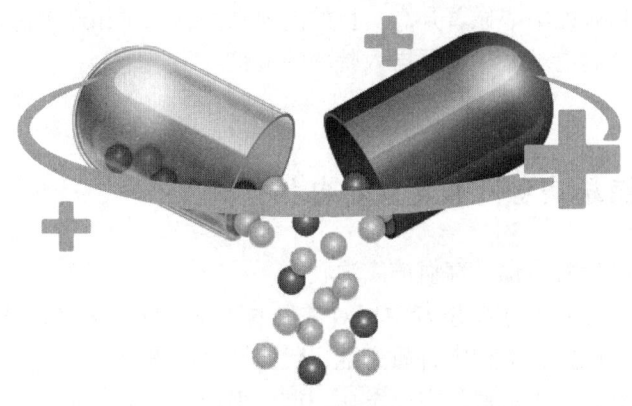

第十二章

老年人糖尿病急性并发症的居家应急管理

作为一种慢性病，糖尿病长期发展可并发心血管、肾、眼和下肢血管等的病变和功能障碍。近些年来，我国成人糖尿病的患病率持续上升，现已高达 11.9%，且发病日趋年轻化。据中华医学会的调查显示，老年人中糖尿病的患病率在 25% 以上，是年轻人的 2 倍以上。2013 年全国流行病学调查结果显示糖尿病的知晓率和治疗率仅在 30% 左右。

糖尿病患者在长期的血糖管理过程中，会因某些因素如急性感染、饮食不当和用药依从性不佳等诱发急性并发症。糖尿病急性并发症主要包括糖尿病酮症酸中毒、高血糖高渗状态、低血糖和乳酸酸中毒。糖尿病急性并发症发作急且病情危重，发生过急性并发症的糖尿病患者再入院风险也较高，与较高的致残率、致死率密切相关。老年人发生糖尿病急性并发症的致残率和病死率都显著升高。良好的血糖控制水平和避免诱发因素是预防糖尿病急性并发症、延缓病情进展和降低再入院率的关键。

一、老年人糖尿病急性并发症都包括什么？

高血糖危象：酮症酸中毒、高血糖高渗状态。

糖尿病酮症酸中毒：糖尿病患者中相对常见的严重急性并发症，通常在 24 小时内进展迅速，高血糖、高血酮、水和电解质紊乱、代谢性酸中毒。

高血糖高渗状态：老年患者是主要发病人群，表现为严重高血糖、严重脱水、不同程度的意识障碍。

低血糖：在糖尿病患者中时有出现，严重持续的低血糖将导致大脑不可逆的损伤。

乳酸酸中毒：严重但相对少见。

视频　糖尿病酮症酸中毒　　　　　视频　高血糖高渗状态

二、老年人糖尿病急性并发症的常见原因

高血糖危象：

急性感染。

胰岛素不适当减量或突然中断治疗。

饮食不当（暴饮暴食、进食大量高糖、高脂肪的食物）、胃肠疾病（尤其是伴有严重呕吐、腹泻、厌食）、胰腺炎。

创伤、手术、精神刺激、心脑血管疾病（脑卒中、心肌梗死）等应激状态，过度激动或劳累。

肾功能不全或其他基础疾病。

使用了影响血糖水平的药物或治疗：如糖皮质激素、透析治疗、静脉高营养。

脱水，即身体失去过多水分：如利尿药、甘露醇等药物的使用，水摄入不足，大量出汗、呕吐、腹泻。

低血糖：

外源性胰岛素或胰岛素促泌剂使用不当。

过度限制碳水化合物、吃饭不规律、呕吐腹泻。

大量运动前未加餐。

服用降糖药或者注射胰岛素后未按时进餐或者进食量明显减少。

空腹饮酒、酗酒。

合并多种疾病（如心血管疾病、慢性肾病、肝功能不全）、多重用药。

乳酸酸中毒：

肝、肾功能不全或慢性心肺功能不全（如慢性阻塞性肺疾病、肺间质纤维化、阻塞性睡眠呼吸暂停低通气综合征）等缺氧性疾病。

高龄老年患者未规范服用双胍类药物时，可能会造成双胍类药物在体内蓄积，发生高乳酸血症甚至乳酸酸中毒。

⊕ 三、老年人糖尿病急性并发症的危险信号

重视老年人糖尿病急性并发症的早期表现，发现后及时就医，对避免病情进展和发生不良结局具有重要意义。

酮症酸中毒：

通常在24小时内迅速进展。

血糖值一般会超过13.9 mmol/L，但有些患者血糖在正常范围内，尤其是应用SGLT-2抑制剂的患者应警惕相对正常血糖情况下的酮症或酮症酸中毒。

起病前几天可出现糖尿病症状加重：多尿、烦渴、多饮、乏力等症状加重。

胃肠道症状：食欲减退、恶心、呕吐、腹痛，常伴头痛、烦躁、嗜睡等症状，呼气中有烂苹果味。

随着病情进一步发展，会出现尿量减少、皮肤黏膜干燥、眼球下陷、脉搏快而弱、血压下降、四肢冰冷。

再发展可对外部刺激没有任何反应，患者出现昏迷。

高血糖高渗状态：

血糖值多数在33.3 mmol/L以上。

出现口渴、多尿和乏力等糖尿病症状，可持续数日。

病情逐渐加重表现为烦躁、反应慢、嗜睡、淡漠、方向定位困难、偏瘫。

再发展可陷入昏迷、抽搐、少尿或无尿。

低血糖：

接受药物治疗的糖尿病患者，血糖 ≤ 3.9 mmol/L。

乏力、出汗、心慌、手抖、头晕、饥饿感，有的老年患者可不出现这些表现。

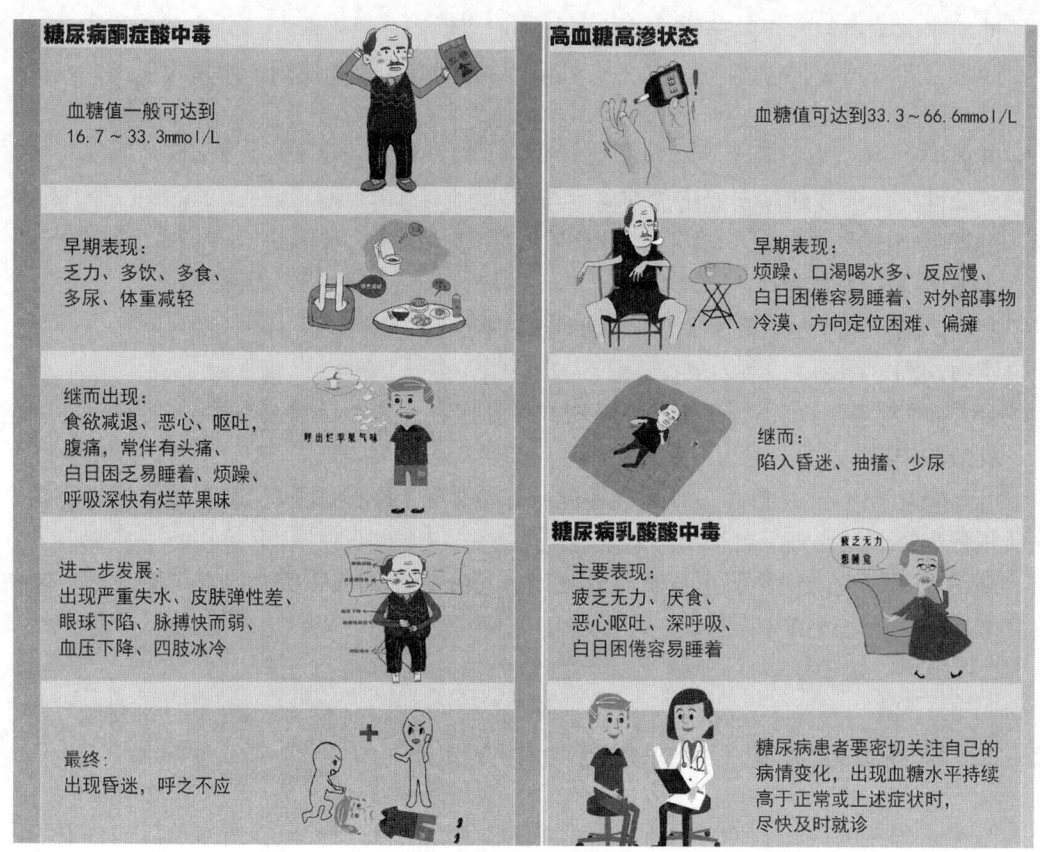

糖尿病急性并发症表现

头晕、视物模糊、意识障碍，老年患者可表现出记忆减退、精神失常等行为异常。

夜间低血糖：睡眠质量下降、噩梦、出汗、饥饿感。

无症状性低血糖：老年患者、合并自主神经病变的患者、频繁低血糖发作者，可能并不出现前面描述的低血糖症状，而出现无先兆症状的低血糖昏迷。

低血糖可诱发心律失常、心脑血管疾病的发作，出现相应表现。

老年患者在控糖管理过程中，还需注意以下情况：

黎明现象：夜间血糖控制良好，仅黎明短时间内出现高血糖，可能是由于清晨皮质醇、生长激素等胰岛素拮抗激素增多所致。

Somogyi 反应：夜间低血糖未被发现，导致体内胰岛素拮抗激素分泌增加，进而出现反跳性高血糖。

四、居家老年人出现糖尿病急性并发症，如何处理？

如果患者出现了高血糖状态或轻度糖尿病酮症，如多尿、多食、多饮、体重下降，要严格控制水果、饮料、点心的摄入，多饮水、多排尿，增加血糖监测的频率。如果症状未能缓解，尽快就医。当发生恶心呕吐、头痛腹痛、烦躁嗜睡、方向定位困难，或呼吸有烂苹果味儿时，应立即将患者送往医院。

送医或等待救援过程中，应做到以下几点。

监测患者的生命体征：有条件者，应监测患者的心率、脉搏、血压、呼吸、血氧等，观察患者是否还有自主呼吸、气道是否通畅；若血压明显低于平时水平或者血氧饱和度<90%，或出现口唇发绀，呼吸困难，如有条件应及时给患者吸氧。

保持呼吸道通畅：如果患者面色青紫、呼吸微弱，则提示出现了气道阻塞，要立即将患者胸部及以下部位抬高，保持头低脚高俯卧位，拍其背部，迅速排出在气道和口咽部阻塞物（如呕吐物）；如果患者无呼吸，要立即进行心肺复苏。

如患者自主呼吸可，亦应检查患者口腔内有无异物，如果有异物，用示指和拇指从患者口腔内将其抠出，牙关紧闭者，用示指和拇指从口角插入，经颊部与牙齿间进入口腔，伸到上下臼齿之间将口打开；若患者口内有可摘除的义齿，将其取出。

可让患者饮水（多饮白水，避免饮用甜饮料和进食甜食）。

观察患者是否昏迷：观察患者的反应，与患者做互动交流，及时发现其是否陷入昏迷。若患者出现昏迷，需争分夺秒送往医院急诊。昏迷患者应将其枕头去掉，使患者躺平，头扭向任意一边，或使患者侧躺，防止气道进一步阻塞。

如果患者有心悸、手抖和饥饿感，或血糖值<3.9 mmol/L，要立刻坐下休息，并服用含15~20 g糖（如家用小瓷勺1.5~2勺白砂糖）的糖水、含糖饮料、葡萄糖或吃糖果（水果糖），15分钟后复测血糖；如果患者症状未能有所改善，尽快就医。

糖尿病患者在家中出现了发热或腹泻症状时，可直接急诊就医，避免感染加重。若无立即就医的条件，可按正常量吃退热抗感冒药，然后密切观察病情变化，监测血糖，及时发现血糖波动，如无好转还需尽快就医。合并其他基础疾病时，也应监测血糖，及时发现血糖波动。

视频　高血糖危象的应对处理

视频　低血糖的危险因素及症状识别

五、老年人如何预防糖尿病急性并发症？

糖尿病急性并发症病情凶险，做好预防工作是降低其不良结局的重要举措。

视频　如何预防低血糖

视频　糖尿病运动注意事项

视频　糖尿病饮食注意事项　　　视频　糖尿病患者用药血糖监测、心理调节

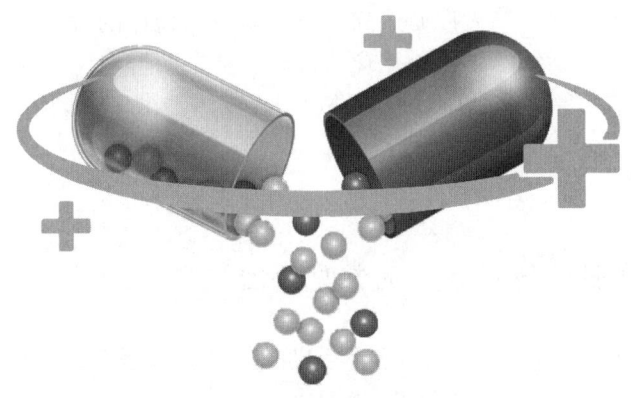

第十三章

老年人急性冠脉综合征的居家应急管理

急性冠脉综合征在全球都有较高的发病率。虽然冠心病的发病年龄已经年轻化到40岁年龄段，但是其患病人群总体上仍以老年人为主。据估计，心肌梗死患者中≥65岁的老年人占总发病人口的60%~65%，且常合并高血压和糖尿病，这是导致老年人死亡的主要原因之一。

✚ 一、什么是急性冠脉综合征？

急性冠脉综合征包含一系列以心肌血流突然减少为特征的疾病，导致心肌缺血或梗死。主要病理特征为冠状动脉粥样硬化斑块破裂、继发新鲜血栓形成，或血管痉挛造成冠状动脉不同程度的狭窄或闭塞。包含不稳定型心绞痛，非ST段抬高和ST段抬高心肌梗死。

✚ 二、老年人急性冠脉综合征的常见原因

高血压患者血压控制不佳，老年单纯收缩期高血压更易诱发急性心肌梗死。
糖尿病患者出现急性并发症（见第三章）。
严重腹泻、休克、脱水、出血、外科手术或严重心律失常等导致心排血量骤降，冠状动脉灌注量锐减。
贫血和低氧血症导致血液携氧能力下降。
衰弱与老年急性心肌梗死患者的出血和死亡强相关。
经常有较强工作紧迫感和焦虑感的脑力劳动冠心病患者。
性情急躁、好胜心和竞争性强、不善于劳逸结合、熬夜等过度劳累的A型性格者。
重体力活动、情绪过分激动或用力排便。
晨起或寒冷季节。
吃得过饱，特别是长时间大量高脂饮食后。

✚ 三、老年人急性冠脉综合征的特点和预警信号

疼痛
压迫性、紧缩性、烧灼感或沉重感的胸痛。
疼痛可放射至肩部、背部、左臂或双上臂、颈部、下颌、牙齿、耳。
无法解释的上腹痛或腹胀。

非典型症状
77%的<65岁的急性冠脉综合征住院患者出现胸痛，而≥85岁的患者只有近40%~50%出现胸痛。
女性、患糖尿病及老年患者更容易出现不典型症状，包括呼吸困难（49%）、出汗

（26%）、恶心呕吐（24%）和晕厥（19%）。

胸闷、气短、疲乏无力、全身不适、腹痛、消化不良，这些症状可与胸痛同时存在，也可单独存在。

⊕ 四、居家老年人出现急性冠脉综合征，如何处理？

出现疑似症状要尽快前往医院急诊就医或拨打120。

在前往就医或等待救援的过程中，应做到以下几点：

①尽量保持环境安静，适当保暖，患者保持舒适的卧姿或坐姿。

②如果患者对阿司匹林不过敏，也没有医生建议避免服用，可服用阿司匹林 325 mg，慢慢咀嚼后口服。阿司匹林有助于减少血液凝固。

③有条件者应监测患者血压、体温、血氧、脉搏、呼吸，如果发现患者呼吸困难，血氧 < 94%，有条件应立刻给患者进行吸氧。

④不停地与患者简短沟通、发现患者昏迷且呼吸停止要立刻进行心肺复苏。

⑤保持冷静，陪伴安慰患者，消除患者紧张不安的情绪，减轻患者的恐惧感，以减少心肌耗氧量。不要让患者独处。

⊕ 五、老年人如何预防急性冠脉综合征？

急性冠脉综合征病情凶险，做好预防工作是改善其结局的重要举措。

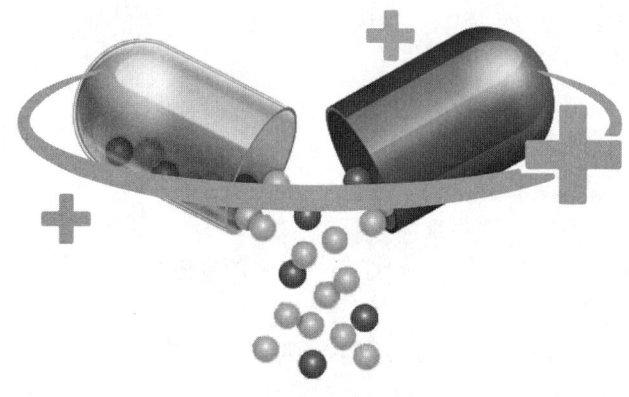

第十四章

老年人卒中的居家应急管理

卒中又称中风，是由于脑部血液循环障碍导致脑组织缺血或出血，从而引起脑功能损害的一种急性脑血管疾病。缺血性脑卒中又称脑梗死，指各种原因导致的血管阻塞，引起脑动脉供血区域的脑组织缺血缺氧后出现坏死或软化和（或）脑神经功能障碍。在我国，缺血性脑卒中是最常见的脑卒中类型，占所有脑卒中的70%。其风险随着年龄的增长而增加，是老年患者常见急危重症，有着高发病率、复发率、致残率和致死率。患者多合并高血压、糖尿病、高脂血症、心脏疾病及特殊用药的病史，且常在无诱因的情况下发病。出血性卒中是指脑血管破裂，导致血液进入脑组织或脑膜下腔，造成脑组织损伤，是死亡率最高的急性脑血管病，30天死亡率达35%～52%，仅约20%的患者能在6个月左右恢复生活自理能力。根据世界卫生组织发布的数据，卒中是全球第二大死亡原因，也是第三大残疾调整生命年损失的原因。

一、老年人卒中的常见原因

高血压：高血压是导致卒中的主要原因。随着时间的推移，血压升高会损伤血管，使其更有可能破裂或堵塞。

心房颤动：心房颤动是一种导致心率不规则且经常快速搏动的心脏病，会导致心脏形成血栓，血栓会进入大脑导致卒中。

动脉粥样硬化：动脉粥样硬化是动脉中斑块的堆积，会限制血液流动，增加导致卒中的血栓风险。

糖尿病：随着时间的推移，糖尿病会损害血管，增加动脉粥样硬化和卒中的风险。

高胆固醇：血液中胆固醇水平高会导致动脉斑块堆积，增加卒中的风险。

吸烟：吸烟会损害血管，增加动脉粥样硬化和血栓的风险，增加卒中的风险。

肥胖：肥胖与其他卒中风险因素有关，如高血压、高胆固醇和糖尿病，会增加卒中的总体风险。

缺乏身体活动：缺乏身体活动会导致肥胖、高血压和其他卒中风险因素。

过量饮酒：大量饮酒会升高血压并增加心房颤动的风险，这两者都会增加卒中的风险。

年龄：年龄增长是中风的主要风险因素，55岁后风险显著增加。

二、如何早期识别老年人卒中？

识别老年人卒中的迹象并及时就医对及时治疗和改善预后至关重要。以下方法可帮助家属和照护者早期识别卒中。

脸下垂：让患者微笑。患者的一侧脸下垂吗？

手臂无力：让患者举起双臂。一只手臂是否向下漂移？

言语困难：让患者重复一个简单的句子。他们的讲话是否含糊不清或奇怪？

呼叫紧急服务的时间点：如果观察到上面这些迹象，应立即呼叫紧急救援。

其他表现：可能包括面部、手臂或腿部（尤其是身体一侧）突然麻木或无力、突然说话困难或理解困难、突然一只或两只眼睛看不见东西、突然走路困难、头晕、失去平衡或协调，或不明原因突然剧烈头痛。

如果怀疑老年人卒中，应立即就医。卒中患者接受抢救的时间至关重要，及时治疗有助于降低长期残疾或死亡的风险。

三、居家老年人出现卒中，如何处理？

立即呼叫急救服务：治疗时间至关重要，快速获得医疗帮助可以降低长期残疾或死亡的风险。

记下时间：记下症状首次出现的时间，这些信息可以帮助医生确定最佳治疗方案。

保持冷静，安抚患者：让患者放心，救援即将到来。让患者尽量保持静止，避免不必要的移动。

监测生命体征：确保安全的情况下，在等待救援时，监测患者的生命体征，如脉搏和呼吸。

让患者感到舒适：尽量确保患者感到舒适，尽量为其保暖。除非医疗救援人员建议，否则避免给患者饮食或饮水。

不要自己开车送病人去医院：紧急医疗急救车配备了提供必要急救和护理的设备，能保证将患者安全送往医院。

向医疗救援人员提供信息：准备好向医疗人员提供有关患者病史的信息，包括他们正在服用的任何药物和任何已知过敏的药物。

为急救服务的到来做好准备：为紧急响应人员清理道路，方便他们接近患者。收集任何可能对医疗救治有帮助的医疗信息或文件。

与患者待在一起：在急救人员到达之前，与患者待在一起。让患者安心，并根据需要提供支持。

需要注意的是，出院后仍需随访，应确保患者在康复期间得到适当的康复护理支持，促进患者功能康复、降低患者残疾。

四、老年人如何预防卒中？

管理风险因素和采取健康的生活方式可以降低老年人卒中的风险，改善患者的整体健康和生活质量。

管理高血压：如果需要，可通过改变生活方式和药物治疗来控制血压。

控制糖尿病：按照规定通过饮食、锻炼和药物来控制血糖水平。

控制胆固醇：必要时通过饮食、锻炼和药物控制胆固醇水平。

戒烟：吸烟会增加卒中的风险，戒烟可以显著降低这种风险。

保持健康的体重：肥胖是卒中的危险因素，应通过饮食和锻炼来保持健康的体重。

定期锻炼：定期进行体育活动，有助于保持健康的体重，降低血压，改善整体健康。

健康饮食：遵循富含水果、蔬菜、全谷物和优质蛋白的饮食。限制盐、糖和饱和脂肪摄入。

限制饮酒：将饮酒量限制在中等水平，女性每天不超过一小杯（10~14 g乙醇），男性每天不超过两小杯（20~24 g乙醇）。

管理心房颤动：如果患者有房颤，应接受有效治疗和管理，以降低卒中的风险。

按处方服药：如果患者需要服用治疗高血压、糖尿病或高胆固醇等疾病的药物，应按照医生的处方服药。

定期复查：定期复查，识别和管理卒中的风险因素，预防再发。

保持心理和认知活跃：参与刺激患者思维的活动，如阅读、拼拼图或学习新技能。

保持社交活跃：保持社交联系，参加社交活动，提升患者的心理和情绪健康。

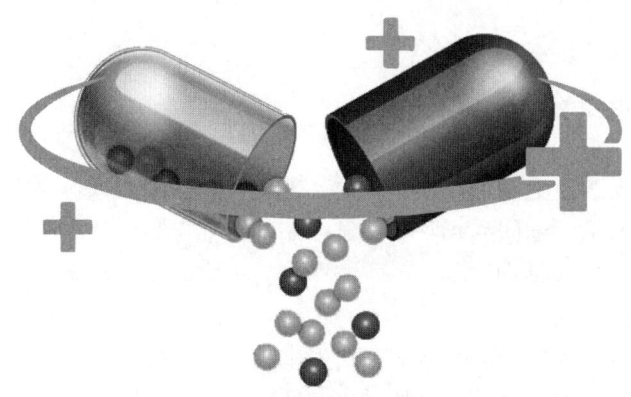

第十五章

老年人中暑的居家应急管理

中暑是一种因处于高温环境导致的热相关疾病，主要表现为体温调节障碍、水电解质紊乱及中枢神经系统功能损害。中暑需要紧急医疗干预。由于身体调节温度的能力与年龄相关的变化，以及存在可能影响耐热性的慢性疾病和用药情况，老年人更容易中暑。老年人中暑的流行病学状况因地区和气候而异，由于气候变化，高温天气和极端高温事件变得越来越频繁和严重，增加了老年人中暑等高温相关疾病的概率。老年人中暑的常见风险因素包括脱水、慢性疾病（如心脏病、糖尿病和呼吸系统疾病）、损害热量调节的药物（如利尿剂和β受体阻滞剂）、生活在炎热环境中以及社交隔离等。对老年人来说中暑可能危及生命。通过采取预防措施，可以降低老年人中暑和产生不良结局的风险。

一、老年人中暑的常见原因

年龄：身体调节温度的能力与年龄有关，老年人年龄越高越容易中暑。

慢性疾病：心脏病、糖尿病和呼吸系统疾病等慢性疾病会增加中暑的风险。

药物：某些药物，包括利尿剂、β受体阻滞剂和抗精神病药物，会损害身体调节温度的能力，增加中暑的风险。

脱水：老年人的口渴感可能会减弱，可能喝水不够，导致脱水，增加中暑的风险。

生活条件：生活在炎热环境中，如缺乏空调或风扇，会增加中暑的风险。

身体限制：由于日常身体活动能力受限而造成喝水减少等会增加中暑的风险。

社交孤立：社交孤立的老年人可能无法获得帮助，或者在酷热期间无法沟通他们的需求，从而增加中暑的风险。

饮酒：酒精会损害判断力，增加脱水的风险，使老年人更容易中暑。

肥胖：肥胖会增加患热相关疾病的风险，包括中暑。

既往患热相关疾病：既往患过热相关疾病的老年人未来中暑的风险增加。

老年人及其护理人员应意识到这些风险因素，在炎热天气提前采取措施预防中暑。

二、如何早期识别老年人中暑？

识别老年人中暑的迹象并及时就医对及时治疗和改善老年人预后至关重要。以下方法可帮助家属和照护者早期识别中暑。

高热：40 ℃或更高的体温是中暑的标志。

精神状态改变：严重的中暑患者可能会出现神志改变、困惑、烦躁、口齿不清甚至昏迷。

皮肤干燥、潮红：皮肤摸起来可能很干燥，出现红色或潮红。

心率加快：当身体试图自我冷却时，心率可能会加快。

头痛：中暑的头痛一般比较严重，可有剧烈头痛。

恶心和呕吐：当身体努力调节温度时，可能会出现恶心和呕吐症状。

头晕或昏厥：由脱水和过热引起头晕或昏厥。

疲劳：可能出现严重疲劳或虚弱。

三、居家老年人出现中暑，如何处理？

如果怀疑老年人中暑，应立即采取行动。把老年人移到凉爽的环境中，脱掉多余的衣服，试着用凉敷或温水浴来降温。如果老年人能喝水，应补充水分。有条件的情况下，即使初步处理情况有所缓解，也应就医接受评估，尤其是患者存在严重基础疾病时。如果患者出现恶心、呕吐、神志改变、昏迷或癫痫发作的征兆，应立即拨打急救电话。及时治疗有助于预防严重并发症，并提高患者的康复机会。

转移到凉爽的地方：将患者转移到凉爽环境中，如空调房或阴凉处。

脱掉多余的衣服：脱掉任何不必要的衣服，帮助患者降温。

清凉身体：使用凉敷、温水浴或淋浴来降低老年人的体温，避免使用冰或冷水，因易导致颤抖和体温升高。降温过程需缓慢，起初的水温可在 37～39 ℃，盆浴的时候水温可以略降低（不低于 35 ℃），缓慢降低老年人的体温直到恢复正常；这个过程大概 10～25 分钟，不宜过长。如果凉浴过程中老年人觉得不适应结束凉浴。如果这个过程中老年人的体温不降或情况恶化，应尽快就医。

扇风：可通过扇子或风扇帮助降温。

补水：如果患者能够饮水，则应补充水分。不要喝酒。

监测生命体征：在等待救援时，监测患者的生命体征，如脉搏和呼吸。

呼叫急救服务：中暑是一种医疗紧急情况。如果怀疑有老年人中暑，请立即拨打急救电话。

提供舒适的环境：与老年人待在一起，提供舒适的环境和心理安慰。多休息，避免劳累。

遵循医疗建议：遵循急救人员或医生提供的任何建议。

预防未来中暑：采取措施，保持水分摄入充足，在炎热天气保持凉爽，避免在高温下进行剧烈活动等。

四、老年人中暑需尽快就医的指征

怀疑老年人中暑即应该就诊，因为病情可能会随时进展；出现以下情况应紧急就医或拨打急救电话。

高热：体温 40 ℃及以上。

精神状态改变：出现困惑、烦躁、口齿不清或昏迷。

皮肤干燥、潮红：皮肤摸起来可能很干燥，出现红色或潮红。

心率加快：当身体试图自我冷却时，心率可能会加快。

严重的头痛、恶心和呕吐、头晕或昏厥。

五、老年人如何预防中暑？

保持水分充足：即使老年人不渴，也要全天多喝水。避免饮酒和咖啡。

保持凉爽：在一天中最热的时候待在室内，通常是上午 10 点到下午 4 点之间。如果没有空调，可以考虑去有空调的公共场所，也可使用风扇来保持凉爽。

着装得体：穿着轻便、宽松的浅色衣服，以反射热量和阳光。

避免剧烈活动：限制户外活动，尤其是在一天中最热的时候。户外活动时应在凉爽或阴凉的地方休息。

降温措施：冲温水澡等。

药物监测：有些药物会影响身体调节体温的能力，应及时监测。

关注天气变化：注意当地天气预报和高温警告。

保持联系：与朋友、家人和邻居保持联系，尤其是当老年人独居时。

了解症状：熟悉中暑的症状和体征，怀疑中暑应尽快就医。

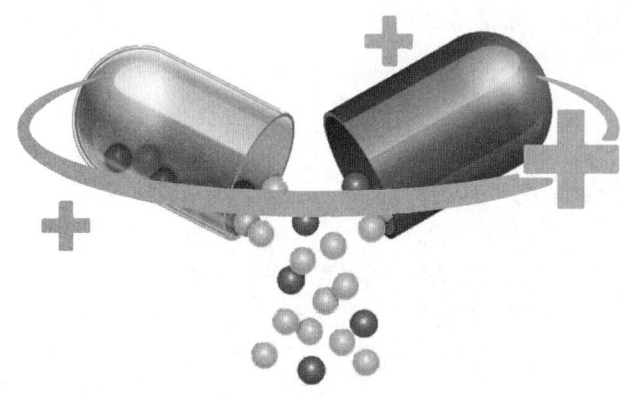

第十六章

老年人急性中毒的居家应急管理

急性中毒是指机体一次大剂量暴露或 24 小时内多次暴露于某种或某些有毒物质引起的一系列急性病理改变和临床表现，发病急，病情重，变化快，如不积极治疗，常危及生命。我国卫生部 2008 年发布的数据显示，中毒引发的死亡占总死亡的 10.7%，其中老年人占 5% ~ 20%。老年人急性中毒是指突然接触或摄入有毒物质，对健康造成有害影响。常见原因包括用药错误、意外摄入家用化学品、药物过量、酒精中毒、一氧化碳中毒、食物中毒、铅中毒以及接触杀虫剂。药物过量（包括有意和无意的）是老年人急性中毒的重要原因。由于年龄的增加，老年人的代谢、认知和器官功能发生改变，且老年人多患有一种或多种慢性疾病，增加了药物相互作用和用药错误的风险，预防策略应包括确保药物正确储存和服用，避免误服，疑似中毒时应及时就医。急性中毒的早期识别和管理对于预防严重并发症和改善老年人的预后至关重要。

⊕ 一、老年人急性中毒的常见原因

由于与年龄相关的新陈代谢变化、认知障碍和多种慢性疾病的存在，老年人可能有急性中毒的风险。老年人急性中毒的常见原因包括以下几种。

用药错误：由于复杂的用药方案、阅读标签困难或认知功能受损，老年人可能更容易出现用药错误。

意外摄入：老年人可能会意外摄入家用化学品、杀虫剂或其他有毒物质，尤其是当患者难以区分药物和其他产品时。

过量用药：可能发生意外或故意过量用药，包括处方药和非处方药，尤其是当患者有认知障碍或无法正确遵循用药说明时。

酒精中毒：老年人可能对酒精的影响更敏感，酒精中毒的风险也会增加，尤其是有酗酒史的老年人。

一氧化碳中毒：一氧化碳中毒可能发生在供暖系统、燃气设备故障或封闭空间内的汽车中，老年人可能更容易受到与年龄相关的呼吸系统变化的影响。

食物中毒：衰老导致免疫系统和胃肠道发生变化，老年人可能更容易食物中毒。

铅中毒：经常通过受污染的水、油漆或土壤接触铅，会导致铅中毒，对老年人尤其有害。

杀虫剂或农药中毒：由于视力下降、认知减退老年人可能将农药误服；仍从事农业劳动的老年人可能由于吸入或皮肤接触导致中毒；也有部分老年人由于自杀而服用农药，症状可持续数天至数周。

汞中毒：接触或食用受污染的鱼类可能会导致汞中毒。

蛇或昆虫咬伤：老年人可能更容易受到蛇或昆虫叮咬的影响，如毒素进入血液，可能会导致中毒。

值得注意的是，照护者应意识到老年人急性中毒的这些常见原因，并采取措施防止接触有毒物质。确保药物正确储存和服用，避免意外摄入有毒物质，疑似中毒及时就医，有助于预防严重后果。

二、如何早期识别老年人急性中毒

因摄入有毒物质的类型和数量不同，中毒后的症状表现也不同。因此在家中识别老年人急性中毒的迹象很难，如果发现以下情况，需尽快就医。

恶心和呕吐：突然出现恶心、呕吐或腹泻。

呼吸困难：呼吸急促或喘息等。

神志不清或头晕：突然的困惑、头晕或行走困难可能是中毒影响中枢神经系统的迹象。

突发虚弱或疲劳：突然虚弱、疲劳或嗜睡可能是中毒影响了肌肉或其他器官。

皮肤颜色的变化：皮肤苍白或发蓝，尤其是嘴唇和指尖周围的皮肤，可能是中毒导致的氧合不良。

癫痫发作：严重中毒时可出现癫痫发作或抽搐。

意识丧失：在严重中毒的情况下，可能会发生意识丧失或反应迟钝。

如果怀疑老年人中毒，应立即就医。在没有专业医疗建议的情况下，不要试图在家治疗中毒，如果不正确使用某些治疗方法，可能对老年人有害。

三、居家老年人出现中毒，如何处理？

老年人急性中毒应立即就医，及时治疗有助于预防严重并发症并改善预后。在没有专业医疗指导的情况下，不要试图在家治疗中毒。

求助：立即拨打急救电话。提供尽可能多的关于中毒的信息，包括所涉及的物质类型和患者的症状。

监测生命体征：在等待救援时，监测患者的生命体征，包括呼吸、脉搏和意识水平。准备好向应急响应人员提供这些信息。

防止进一步接触可疑的毒物：如果中毒是由有毒物质引起的，如家用化学品或药物，请将患者从该区域转移，以防止进一步接触。如果安全的话，打开窗户或门使该区域通风。

不要催吐：除非医疗专业人员指示，否则不要试图催吐，避免导致进一步的并发症。

采集样本：如果可能，采集中毒物质的样本，提供给医生进行鉴定。

提供安慰和陪伴：在等待救援到来时，让患者保持冷静。如果患者能够安全吞咽，可以喝一些水。

配合医疗救援：遵循急救人员和医生的建议进行进一步治疗和后续护理；提供有关患者病史的任何相关信息，包括正在服用的药物。

四、老年人如何预防急性中毒？

药物安全：确保药物储存在原始容器中，贴上正确的标签，并放在儿童和宠物接触不到的地方。严格遵循用药说明，避免自行用药或混用药物。

家用化学品的安全储存：将家用化学品、清洁产品和杀虫剂储存在上锁的橱柜中或老年人接触不到的地方。将这些产品放在原装容器中，并严格遵守安全说明。

一氧化碳安全：在家中安装一氧化碳探测器，确保供暖系统、燃气设备和车辆得到妥善维护，防止一氧化碳中毒。

食品安全：遵循适当的食品安全烹饪方法，注意手卫生，将生肉与其他食物分开，将食物烹饪到适当的温度，及时冷藏易腐烂的食物，不吃剩菜剩饭。

防止跌倒：如果药物或家用化学品溢出、掉落可能导致意外暴露和中毒。老年人跌倒也可能导致化学物品散落导致意外中毒。

用药检测：使用治疗指数较窄（安全系数低）的药物时要小心，需要仔细监测和调整剂量。例如地高辛、华法林和苯妥英钠等应严格按照医嘱使用。

健康教育：教育老年人中毒的风险以及如何预防。鼓励老年人主动询问有关药物的问题，并在有顾虑时寻求医疗建议。

以上这些策略可以帮助老年人预防急性中毒，为老年人构建一个安全健康的环境。

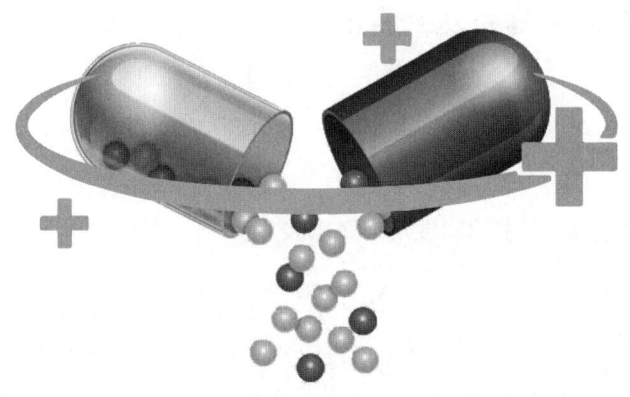

第十七章

老年人鼻出血的居家应急管理

鼻出血是老年人的一个常见问题，原因多种多样，如鼻黏膜变薄、影响血液凝固的药物以及高血压等潜在健康状况。后路鼻出血在老年患者中更为常见，常与高血压和动脉硬化有关，而且更难控制，往往从后鼻孔流入咽部经口吐出，出血较为严重时，可以同时从前、后鼻孔流出。发生于鼻腔前部的出血，往往从前鼻孔流出，轻者表现为鼻涕间断性带血丝（如干燥性鼻炎、鼻咽癌早期等）及滴血，重者则可为流血，出血凶猛者血流如注，甚至为喷射性出血，患者可有心慌、面色苍白、口渴、出冷汗、烦躁不安等休克症状。

一、哪些老年人更容易发生鼻出血？

局部因素
创伤、鼻腔鼻窦的炎症、鼻中隔病变、鼻部肿瘤、解剖变异及血管畸形。
全身因素
血液系统疾病，如再生障碍性贫血、血友病。
心血管疾病，如高血压、血管硬化。
营养不良：维生素 C、维生素 K、维生素 P 及微量元素钙等缺乏。
其他：肝肾功能障碍、非甾体类抗炎药物的使用导致的凝血功能障碍、急性传染病、内分泌疾病、遗传性毛细血管扩张症。

二、居家老年人鼻出血，如何处理？

如果老年人在家中流鼻血，可以采取以下几个步骤来控制出血。
保持冷静：保持冷静并让流鼻血的老年人安心是很重要的，压力和焦虑会加重出血。
坐直：让患者坐直，身体稍微前倾。这有助于防止血液顺着喉流下，避免恶心或呕吐。
捏鼻孔：用拇指和示指将鼻柔软的部分捏起 10～15 分钟，这可以帮助止血。避免向后倾斜，因为这会导致血液顺着喉往下流而产生误吸。
冰敷：用冷包或裹在布里的冰敷在鼻梁上可以帮助收缩血管和减少出血。
避免擤鼻子：当鼻流血时，避免擤鼻子很重要，因为这会破坏血栓并延长出血时间。
滋润鼻腔：止血后，使用生理盐水鼻喷雾剂或在鼻孔内涂一薄层凡士林，以防止干燥和以后的流鼻血。

如果加压 20～30 分钟后出血仍未停止，或患者频繁、反复流鼻血，务必就医。

三、老年人鼻出血时需尽快就医的指征

当老年人流鼻血时，需评估出血的严重程度并确定是否需要就医，以下可供参考。
出血的严重程度：如果出血是轻微的，并且在几分钟内自行停止，则可能不需要立即

就医。但如果出血严重或持续，表明可能有潜在的严重问题，需要立即就医。

出血持续时间：如果出血持续 20 ~ 30 分钟及以上，且基本的急救措施（如捏鼻孔和前倾）无效，可能有更严重的潜在问题，应寻求医疗救助。

出血频率：频繁或反复发生的流鼻血。

其他症状：如果流鼻血伴有其他症状，如头晕、意识模糊、虚弱或呼吸困难，需要立即就医。

潜在健康状况：有高血压、凝血障碍或卒中史的老年人流鼻血可能产生并发症的风险较高，应寻求医疗护理。

如果不确定老年人流鼻血的严重程度，或者犹豫是否就医，最好谨慎行事，就医接受评估，找出鼻出血的根本原因并接受相应治疗。

四、老年人如何预防鼻出血？

使用加湿器：干燥的空气会刺激鼻腔，增加流鼻血的风险。在家里使用加湿器，尤其是在空气干燥的冬季，可以帮助保持空气湿润，降低流鼻血的风险。

避免刺激物：避免如香烟烟雾、强烈的气味和化学烟雾，有助于防止刺激鼻腔，降低流鼻血的风险。

保持水分充足：多喝水有助于保持鼻腔黏膜湿润，降低流鼻血的风险。如无其他医疗禁忌，目标是每天至少喝 8 杯水（200 ml/ 杯）。

使用含盐鼻腔喷雾剂：经常使用含盐鼻腔喷雾剂有助于保持鼻腔湿润，降低流鼻血的风险。大多数药店都有非处方的含盐鼻腔喷雾剂。

避免挖鼻孔：挖鼻孔或摩擦鼻子内侧会刺激鼻腔，增加流鼻血的风险。鼓励老年人不挖鼻孔，而是用纸巾轻轻地擤鼻子。

保护鼻：如果老年人容易流鼻血，尤其是在做家务等活动时，可考虑戴口罩，以保护鼻免受刺激和伤害。

管理潜在的健康状况：高血压和凝血障碍会增加流鼻血的风险。管理这些基础疾病可以帮助降低流鼻血的风险。

避免过量使用抑制鼻腔充血的喷剂：过量会刺激鼻腔，增加流鼻血的风险。如果老年人需要使用这类药物，应遵照说明使用，避免长时间使用。

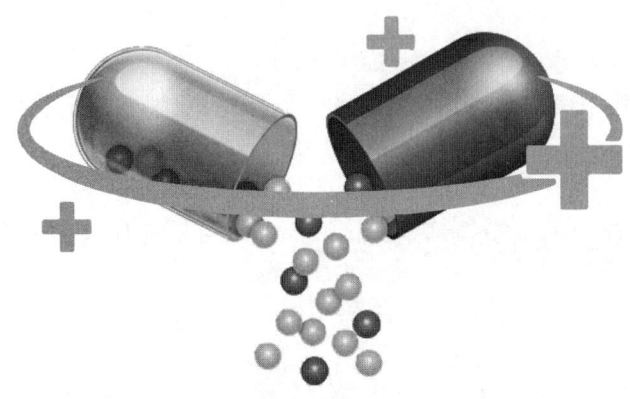

第十八章

老年人跌倒的居家应急管理

老年人跌倒的发生率高,发生率随年龄增长而增加,后果严重。跌倒可以导致各种并发症,甚至死亡。跌倒可以使老年人丧失独立行动和照顾自己的能力,有些老年人可能需要长期照护,严重影响老年人的健康和生活质量。卒中、认知功能下降、精神疾病、衰弱等都是老年人发生跌倒的危险因素。女性比男性更容易跌倒。跌倒重在预防和预警,老年人一旦发生跌倒,应予以高度重视。

⊕ 一、哪些老年人更容易发生跌倒?

高龄:跌倒的风险随着年龄的增长而增加。
肌肉无力和平衡不良:下半身肌肉无力和平衡不良会增加跌倒的可能性。
慢性健康状况:关节炎、帕金森病和糖尿病等疾病会影响平衡和行动能力,增加跌倒的风险。
药物:一些药物,尤其是镇静剂、抗抑郁药和抗精神病药的副作用会增加跌倒的风险。
视力问题:视力差以及白内障、青光眼等疾病会损害深度感知和平衡,增加跌倒的风险。
足部问题:足部疼痛、鞋大小不合适或足部畸形会影响平衡并增加跌倒的风险。
环境因素:家中的危险因素,如松散的地毯、光线不足或杂物会增加跌倒的风险。
认知功能受损:痴呆或阿尔茨海默病等疾病由于损害判断力和空间意识会增加老年患者跌倒的风险。
先前跌倒:过去跌倒过的人再次跌倒的风险更高。
营养不足:维生素D或钙的缺乏会削弱骨骼,增加跌倒骨折的风险。
饮酒:过量饮酒会损害协调和平衡,增加跌倒的风险。
缺乏体育活动:久坐的生活方式会导致肌肉无力和平衡不良,增加跌倒的风险。
害怕跌倒:害怕跌倒会导致活动水平下降,这会进一步削弱肌肉,增加跌倒的风险。
性别:女性比男性更容易跌倒,部分原因是骨密度和肌肉质量的差异。

⊕ 二、社区环境下,老年人跌倒该如何处理?

保持冷静:鼓励跌倒的老年人保持冷静。试着让他们安静下来,让他们放心。
评估受伤情况:检查老年人是否受伤。如果他们正在流血或发生了骨折,请立即就医。
求助:如果伤者伤势严重,请拨打急救电话。如果他们没有严重受伤,但需要帮助,请联系家人或护理人员。
谨慎移动伤员:如果伤员伤势不严重,不需要立即就医,请将其扶到舒适的位置,在尝试移动之前应评估其状况。
提供支持:当对方试图站起来时,伸出手或找一个结实的物体让对方抓住。除非你确信自己可以安全地拉动或扶起老年人，否则应避免该行为。

使用辅助设备：如果老年人使用拐杖、助行器或其他辅助设备，请确保其触手可及，以便他们能够使用它们来帮助自己。

检查症状：在老年人被扶起后，观察他们是否有任何受伤或痛苦的迹象。如果出现头晕、意识模糊或疼痛等症状，需就医。

三、居家环境下，老年人跌倒该如何处理？

1. 如果现场没有别人，可在确保环境安全的情况下，通过自身感觉和轻微活动身体判断损伤程度。如果自觉无碍，需要采用正确的方法缓慢起身（如下图18-1）。

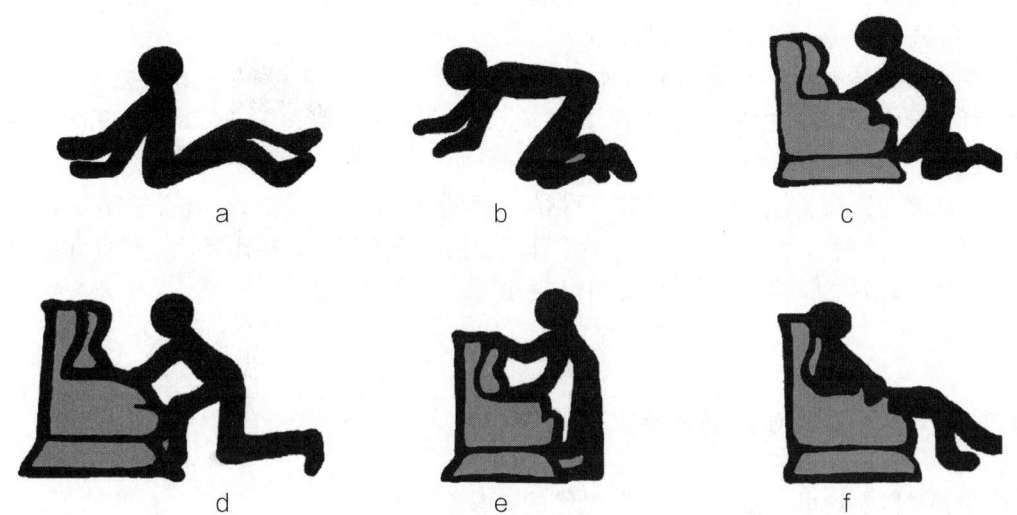

a. 转至侧身，用手推起身体坐下来。b. 转身用手和膝盖按着地面，然后爬向离身体最近的家具或其他容易借力的物体，例如床、椅子、搁脚凳、马桶等。c. 用双手按着座椅或其他固定物。d. 单膝跪地，将一只脚平放在地板上。e. 身体向前倾斜，然后用平放的脚支撑站起来。f. 坐下休息，然后向他人汇报跌倒的情况。对老年人而言，要告知医生自己跌倒的相关情况以及可能的导致跌倒的原因，并通知其他人（家人、朋友或邻居）自己摔倒了。

图18-1 老年人跌倒后若能独自起身，应采取正确的方法

2. 如果跌倒后损伤较为严重，应尽可能保持原有体位，向周边人求助或拨打急救电话等待救助。

3. 照护者发现老年人跌倒

询问老年人跌倒情况及对跌倒过程是否有记忆，如不能记起跌倒过程，提示可能为晕厥或脑血管意外，应尽快拨打120。

如患者出现定向障碍或神志混乱的迹象，可能表明头部受伤或其他严重情况，需急救。

询问头颈部、背部是否疼痛及疼痛程度，寻找头部受伤的迹象，检查头部是否有出血、瘀伤或肿胀，如果伤口无法止血，需尽快就医。

观察患者是否有口角歪斜、言语不利、手脚无力等，若有以上任何一项症状，提示可能为脑卒中，应尽快就医或拨打120。

查看有无肢体疼痛、畸形、关节异常、肢体位置异常、感觉异常及大小便失禁等，若有以上任何一项症状，应尽快就医或拨打120；如果怀疑是骨折，请不要移动伤员并寻求医疗帮助。

如果确实需要移动患者的位置，在搬运患者的过程中应保证平稳，尽量保持平卧姿势，有外伤、出血者，立即止血包扎并进一步观察处理。

有呕吐者，将头偏向一侧，并清理口腔、鼻腔呕吐物，保持呼吸通畅。

有抽搐者，移至平整软地面或身体下垫软物，防止碰、擦伤，必要时使用清洁厚毛巾放在上下牙齿之间，防止舌咬伤。注意保护抽搐肢体，防止肌肉、骨骼损伤。

如果患者昏迷，立即拨打急救电话。

等待救援中监测老年人的生命体征，检查患者的脉搏、呼吸频率和皮肤颜色。如果出现任何异常，如发生呼吸、心搏停止，应立即进行胸外心脏按压、口对口人工呼吸等急救措施。

如果老年人自觉无大碍并试图自行站起，可协助其缓慢起立，取坐位或卧位休息，确认无碍后方可放手，并继续观察。如果不确定受伤的严重程度，或患者出现任何和以上有关的症状，最好立即就医。当涉及老年人跌倒时，应谨慎行事。

四、老年人如何预防跌倒？

增强防跌倒意识：加强学习预防跌倒的知识和技能。

定期锻炼：专注于提高平衡、力量、协调性和灵活性的锻炼，如太极。

检查药物：有些药物会增加跌倒的风险，应就医调整或更换药物。

定期视力和听力检查：视力或听力差会导致跌倒，因此应确保定期检查并根据需要进行矫正。

家庭安全改造：消除跌倒的危险因素如松散的地毯，改善照明，在浴室安装扶手，使用防滑垫。

足部护理：穿贴合的鞋以提供良好的支撑。避免仅穿袜子或光脚在室内行走。

检查家庭环境：将药盒、体温计等放在触手可及的地方，如果需要，可以考虑使用助行器或拐杖等辅助工具。

防止脱水：脱水会导致虚弱和头晕，增加跌倒的风险，应保证充足饮水。

预防和治疗骨质疏松：摄入充足的钙和维生素 D 有助于保持骨骼强度，降低跌倒骨折的风险。

定期检查：定期检查可以帮助识别和解决可能导致跌倒的任何健康问题。

跌倒检测设备：考虑使用医疗警报系统等设备，这些设备可以自动检测跌倒并在需要时向紧急服务部门发出警报。

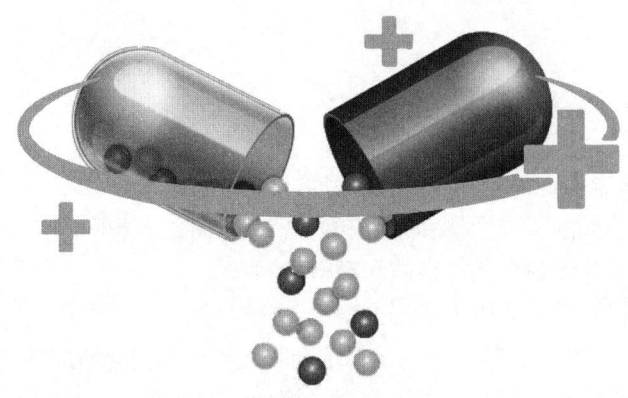

第十九章

老年人创伤的居家应急管理

创伤是指机械性致伤因素作用于人体所造成的组织结构完整性的破坏和功能障碍。老年人的创伤包括广泛的损伤，包括骨折、头部损伤、软组织损伤和内伤等。老年人的创伤可能会产生严重后果，包括残疾、丧失独立性、长期住院甚至死亡的风险增加。老年人也可能在创伤事件后经历心理影响，如焦虑、抑郁和创伤后应激障碍。由于年龄相关的变化，如骨密度和肌肉质量下降、视力和听力受损、反应时间延长，以及其他可能增加事故和跌倒风险的身体和认知变化，老年人遭受创伤的风险增加。老年人本身的生理变化特点以及伴发基础疾病、机体储备降低等因素，导致老年创伤的致死率较高，是老年人群第七大致死原因。

⊕ 一、哪些老年人更容易发生创伤？

高龄：创伤的风险随着年龄的增长而增加。
身体虚弱：老年人的肌肉力量、平衡和协调能力下降，使他们更容易摔倒和受伤。
认知障碍：痴呆等疾病会增加事故和跌倒的风险。
视力或听力受损：视力或听力受损会增加创伤风险。
药物使用：某些药物，如镇静剂、抗抑郁药和抗精神病药会增加跌倒和受伤的风险。
慢性疾病：骨质疏松、关节炎和帕金森病等会增加跌倒和骨折的风险。
跌倒史：以前经历过跌倒的老年人将来跌倒和受伤的风险增加。
环境因素：不安全的生活环境，如光线不足或空间杂乱，会增加跌倒和受伤的风险。
饮酒：过量饮酒会损害判断力和协调能力，增加事故和受伤的风险。
社会隔离：社交孤立的老年人可能更容易发生事故和受伤，且在紧急情况下难以得到及时的帮助。
经济因素：社会经济因素，如低收入和缺乏资源，会影响老年人遭受创伤后的治疗。

⊕ 二、老年人创伤的常见原因

跌倒：跌倒是造成老年人创伤的主要原因。肌肉无力、平衡问题和视力障碍等因素会增加跌倒的风险。
机动车事故：由于反应时间较长以及与年龄相关的视力和听力变化等因素，老年人发生机动车事故的风险增加。
行人事故：在十字路口或交通繁忙的街道，老年人行走时事故风险会增加。
虐待老人：身体虐待会给老年人带来创伤。
烧伤：由于感觉下降、反应时间延长和行动不便等因素，老年人烧伤的风险增加。
家庭暴力：老年人可能会经历亲密伴侣暴力导致身体创伤。
自杀未遂：老年人自杀的风险高，自杀未遂会导致身体创伤。
意外伤害：家庭或社区中的事故，如割伤、瘀伤和骨折可导致身体创伤，可能由多种因素引起。

体育和娱乐活动：参加体育和娱乐活动可能会导致老年人受伤，特别是如果他们有身体不适或有潜在的基础疾病。

工伤：仍在工作的老年人可能会遭受工伤，尤其是在需要体力劳动的工作中。

医疗相关伤害：有创的医疗操作可能会对老年人造成伤害，尤其是对皮肤脆弱或有潜在基础疾病的老年人。

自然灾害：老年人在地震、飓风或洪水等自然灾害中受伤的风险可能会增加。

⊕ 三、老年人出现创伤，如何处理？

评估情况：检查伤者是否有任何直接危及生命的伤害。

求助：如果伤者伤势严重，请立即拨打急救电话。

提供急救：在接受过培训且确保安全的情况下，可为任何受伤者提供急救，包括控制出血、稳定骨折或在必要时提供心肺复苏。

让患者感到舒适：在等待救援到来时，让患者保持冷静和舒适，适当保暖。

监测生命体征：密切关注患者的生命体征，如呼吸和脉搏，在必要时做好心肺复苏或其他救生措施的准备。

提供情感支持：创伤可能令人恐惧和痛苦，因此为患者提供情感支持很重要。让患者安心，救援已在路上，并一直陪伴在患者身边，直到救援到来。

收集信息：如果患者能够沟通，询问他们受伤的情况以及任何其他可能有助于帮助急救人员快速获取的伤情相关信息。

准备运输：提前收集必要的物品，如药物、身份证明和医保卡，并随身携带。

⊕ 四、居家情况下如何止血

保持冷静：保持冷静并安抚伤者。有条件的话，戴一次性手套，以保护自己不接触伤者的血液。

加压包扎：用干净的布或无菌纱布直接对伤口施加压力。用力按压并保持压力，直到出血停止。

抬高伤口：如果可能，将受伤部位抬高到心脏上方，以帮助减少该部位的血液流动，最大限度地减少出血。

清洁伤口：如果伤口污染，用温和的肥皂水或清水轻轻冲洗清洁。避免擦洗，以免造成进一步的损坏。

涂抹抗生素软膏：清洁伤口后，涂抹一层薄薄的抗生素软膏，以防止感染。

覆盖伤口：用无菌绷带或敷料覆盖伤口，以保护其免受进一步伤害并保持其清洁。

监测感染迹象：观察感染迹象，如疼痛加剧、红肿或脓液。如果怀疑感染，应就医。

紧急就医：如果出血严重或无法止血，应立即就医。拨打急救电话或前往最近的急诊室。

✚ 五、老年人创伤时需尽快就医的指征

出血严重且无法用按压止血。
伤口很深，暴露出骨、肌肉或器官。
伤者经历剧烈疼痛，或肢体、身体移动困难。
有感染的迹象，如疼痛加剧、出现红肿或脓液。
患者肢体无法承受重量或关节无法移动。
受影响区域出现麻木、刺痛或感觉丧失。
患者出现头晕、意识模糊或意识丧失。
患者呼吸困难或胸痛。
有头部受伤的迹象，如意识丧失、意识模糊、呕吐或行为改变。
老年人有其他可能使创伤复杂化的潜在健康问题，如糖尿病或心脏病。

✚ 六、老年人如何预防创伤？

预防跌倒：跌倒是造成老年人创伤的主要原因。为了防止跌倒，应消除家中跌倒的危险，在浴室和楼梯上安装扶手，在需要时使用拐杖或助行器等辅助设备。
定期锻炼：定期锻炼可以提高力量、平衡和灵活性，有助于防止跌倒。
排查药物：有些药物会增加跌倒和受伤的风险，必要时就医调整或更改药物。
定期检查视力和听力：视力和听力下降会增加事故和受伤的风险。定期检查可以帮助识别和矫正这些问题。
家庭安全：确保家庭环境安全无危险，这包括适当的照明、安全的地毯、没有松动的电线或绳索。
合适的鞋子：穿有支撑的、合适的有防滑鞋底的鞋子，以降低跌倒的风险。
健康饮食：健康均衡的饮食有助于保持力量。
保持活跃和参加社交：保持活跃和参加社交活动有助于身心健康，降低事故和受伤的风险。
保持健康的体重：超重会使身体紧张并增加跌倒和受伤的风险。可通过饮食和锻炼来保持健康的体重。
避免饮酒和吸烟：饮酒和吸烟会损害判断力和协调能力，增加事故和受伤的风险。
使用安全带：当驾驶时，确保正确使用安全带。
保持知情：随时了解潜在风险，并采取措施减轻风险，例如为自然灾害做好准备或避开不安全区域。

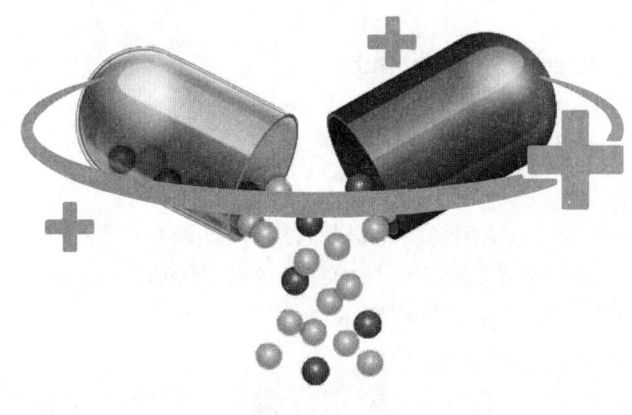

第二十章

老年人骨折的居家应急管理

老年人骨折通常是由跌倒、骨质疏松或其他降低骨密度和强度的因素引起的。骨折在老年人中很常见，髋部骨折是最严重的类型之一，与老年人较高的死亡率相关。骨折的风险随着年龄的增长而增加，尤其是在 65 岁之后。高龄、女性、低体重、既往骨折史、骨折家族史、吸烟、过量饮酒和某些疾病（如类风湿性关节炎和甲状腺功能亢进）的老年人更容易发生骨折。老年人骨折可能产生严重后果，包括疼痛、丧失行动能力和独立性、生活质量下降以及感染和血栓等并发症的风险增加。了解老年人骨折的原因、风险因素和后果，可以制定有效的策略来降低老年人骨折的发生和改善预后。

一、哪些老年人更容易发生骨折？

骨质疏松症：一种以骨骼脆弱为特征的疾病，会增加骨折的风险，尤其是髋部、脊椎和手腕骨折。

高龄：骨折的风险随着年龄的增长而增加，尤其是在 65 岁之后。

性别：女性更容易患骨质疏松症和骨折，尤其是绝经后雌激素水平下降。

低体重：体重不足或体质指数低于正常。

家族史：骨质疏松症或骨折的家族史。

既往骨折史：既往经历过骨折的老年人将来发生骨折的风险更高。

药物：长期使用皮质类固醇，如泼尼松，会削弱骨骼强度，增加骨折的风险。其他药物，如一些抗癫痫药物和质子泵抑制剂，也可能增加骨折风险。

营养不足：钙和维生素 D 摄入不足会削弱骨骼，增加骨折的风险。

吸烟：吸烟会削弱骨骼，增加骨折的风险。

饮酒：过量饮酒会削弱骨骼，增加骨折的风险。

视力差：白内障或青光眼等视力问题会增加跌倒和骨折的风险。

环境因素：地板湿滑、光线差和家中障碍物等因素会增加跌倒和骨折的风险。

认知障碍：痴呆等疾病会增加跌倒和骨折的风险。

身体不活动：缺乏身体活动会削弱骨骼，增加骨折的风险。

慢性疾病：类风湿性关节炎、甲状腺功能亢进和某些癌症等疾病会削弱骨骼，增加骨折风险。

二、老年人骨折的常见原因

跌倒：跌倒是导致老年人骨折的主要原因。老年人平衡力下降、肌肉无力、视力下降和环境危害等因素会增加跌倒的风险。

骨质疏松症：骨质疏松导致的骨骼脆弱会增加骨折的风险，尤其是髋部、脊椎和手腕骨折。

创伤：如机动车事故、行人事故和运动损伤，可导致老年人骨折。

虐待老人：身体虐待会导致老年人骨折。

病理性骨折：由癌症或骨髓炎等潜在疾病引起的骨折被称为病理性骨折，在老年人中常见。

意外伤害：家庭或社区发生的事故，如从楼梯上跌落，可能导致骨折。

医疗治疗：骨折可能发生在医疗治疗过程中，如关节置换手术或骨活检。

运动和娱乐活动：活动中骨折，特别是如果没有采取适当的安全预防措施。

工伤：仍在工作的老年人可能会遭受骨折，尤其是在需要体力劳动的工作中。

自然灾害：在地震、飓风或洪水等自然灾害中，老年人骨折的风险可能会增加。

三、如何早期识别老年人骨折

疼痛：患者在受伤部位可能会突然感到剧烈疼痛。疼痛可能会随着受影响区域的运动或压力而加重。

肿胀：受伤部位周围可能有肿胀、瘀血或发红。

变形：受伤的肢体或关节可能出现变形或错位。

无法使用肢体：患者可能无法承受受伤肢体的重量或正常活动肢体。

柔软度：骨折部位周围的区域摸起来可能很柔软。

功能丧失：受伤的肢体或关节可能失去功能，例如无法移动或进行正常活动。

骨擦音：当受伤的肢体移动时，可能会有刺耳或骨摩擦的声音。

四、居家老年人出现骨折，如何处理？

一旦怀疑老年人出现了骨折，应尽快就医或拨打急救电话。

评估情况：检查伤者是否有任何直接危及生命的伤害。

固定骨折部位：一般来说不建议在家里固定骨折部位。骨折应由医疗专业人员进行评估和治疗，以确保正确愈合并防止并发症。如果接受过专业培训，用夹板或吊带轻轻固定受伤的肢体或关节，以防止进一步受伤并减轻疼痛。不要试图重新对齐骨骼。在等待救援中可通过以下方法缓解患者的不适：

冰敷：用冷包或裹在毛巾里的冰敷在受伤部位，每次15~20分钟，以减轻肿胀和疼痛。

服用止痛药：非处方止痛药，如对乙酰氨基酚或布洛芬，可以帮助减轻疼痛和炎症。需按照标签上的剂量说明进行操作。

控制出血：如果有任何出血，用干净的布或绷带按压伤口，直到出血停止。

让患者保持冷静：骨折可能会让人感到痛苦和恐惧，让患者保持平静并让他们放心，救援正在路上。

监测生命体征：密切关注患者的生命体征，如呼吸和脉搏，并在必要时做好心肺复苏的准备。

尽量保证患者舒适：在等待救援到来时，让患者保持舒适。可以用枕头或毛毯支撑受伤部位，减轻疼痛。

准备就医物品：收集必要的物品，如药物、身份证明和保险信息，且随身携带。

✚ 五、老年人如何预防骨折？

保持健康饮食：富含钙和维生素 D 的饮食有助于保持骨骼健康，包括乳制品、绿叶蔬菜、坚果和强化食品。

定期锻炼：散步、慢跑和力量训练，有助于提高骨密度和肌肉力量。

防止跌倒：消除家中跌倒的危险因素，如松散的地毯和杂物。在浴室安装扶手，并确保充足的照明。

使用辅助设备：如果老年人行动不便，可以考虑使用拐杖或助行器来帮助防止摔倒。

审查药物：有些药物会增加骨质疏松或骨折的风险，必要时可就医咨询。

定期检查：定期检查有助于识别和治疗可能增加骨折风险的潜在疾病，如骨质疏松症。

戒烟：吸烟会削弱骨骼，增加骨折的风险。

限制饮酒：过量饮酒会削弱骨骼，增加骨折的风险。将酒精摄入量限制在推荐水平。

穿合适的鞋：穿有良好支撑和防滑鞋底的鞋，以降低跌倒的风险。

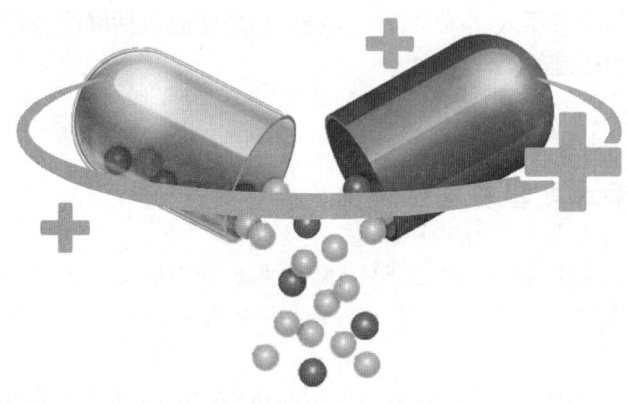

第二十一章

老年人烧烫伤的居家应急管理

烧烫伤是由热、电、化学物质或辐射引起的皮肤损伤，可分烧伤和烫伤。烧伤是由干热（如火焰）引起的，烫伤是由湿热（如热液体或蒸汽）引起的。与其他年龄组相比，烧烫伤在老年人中不太常见，但由于与年龄相关的皮肤变化、愈合较慢和潜在的健康状况，老年人一旦发生烧烫伤可能会更严重，需要及时和适当的治疗。老年人的烧烫伤通常是由家庭事故引起的，如烹饪事故、接触热水或热表面或由于使用保暖电器而产生低温烫伤。老年人烧伤和烫伤的发生和神经病变或其他疾病引起的感觉下降、行动能力下降、认知障碍以及在没有帮助的情况下独自生活有关。跌倒是老年人烧伤和烫伤的常见原因，尤其是在厨房和浴室。烧伤和烫伤有时会增加老年人并发症的风险，如肺炎或败血症，尤其是对有潜在基础疾病的老年人。减少老年人烧伤和烫伤应包括健康教育、改善家庭安全和降低跌倒风险的干预措施等。

一、哪些老年人更容易发生烧烫伤？

通过识别老年人烧伤和烫伤的风险因素并采取措施加以干预，例如改善家庭环境、提供辅助设备、教育老年人及其护理人员有关安全措施，可以降低老年人烧伤和烫伤的风险。

感觉减少：与年龄相关的皮肤和神经系统变化会降低感觉疼痛或温度的能力，增加烧伤和烫伤的风险。

行动能力下降：如行走困难或平衡问题，增加跌倒和意外接触热表面或液体的风险。

认知障碍：痴呆等疾病会损害判断和意识，增加导致烧伤和烫伤的事故风险。

独自生活：独居的老年人在发生事故时可能没有人提供帮助或干预。

药物：有些药物会影响认知、协调或感觉，增加导致烧伤和烫伤的事故风险。

视力问题：视力差会增加意外接触热表面或液体的风险。

家庭环境：家中的危险因素，如松散的地毯、电线、杂物或照明不足，会增加跌倒和事故的风险，从而导致烧伤和烫伤。

吸烟：吸烟会增加火灾和烧伤的风险，尤其是对于行动能力下降或认知障碍的老年人。

饮酒：过量饮酒会损害判断力和协调能力，增加导致烧伤和烫伤的事故风险。

衰弱：衰弱会增加事故和跌倒的风险，从而导致烧伤和烫伤。

二、老年人烧烫伤的常见原因

意外接触热表面：接触炉灶、烤箱、加热器或熨斗等热表面会导致烧伤。

热液体：溢出的热液体，如咖啡、茶或汤，会导致烫伤。

烹饪事故：烹饪事故，如油脂火灾或溢出，可能导致烧伤。

热水：热水会烫伤皮肤，尤其是当患者感觉减退或认知障碍时，洗澡时水温容易过高。

加热装置：涉及加热装置的事故，如热水瓶、加热垫或电热毯，可能会导致烧伤。
阳光照射：皮肤变薄的老年人长时间暴露在阳光下，会导致晒伤。
化学灼伤：意外接触强化学物质，如清洁剂或溶剂，可导致化学灼伤。
电烧伤：意外接触带电电线或有故障的电器会导致电烧伤。
火灾：在极少数情况下，在家中或其他地方发生火灾，可能会导致老年人烧伤。
吸烟相关事故：如点燃香烟后睡着，可能导致烧伤。

三、老年人烧烫伤，如何处理？

移除热源：将老人从热源处转移至安全地带。
冷却烧伤：用温凉的水在烧伤处冲洗 10~20 分钟，或者直到疼痛消退。水温在 32~40 ℃，不要使用冰块或过冷的水，以免进一步伤害皮肤。
脱衣服：如果衣服没有粘在烧伤处，轻轻地脱下，以防止进一步受伤。不要试图脱掉粘在烧伤处的衣服。
覆盖烧伤部位：用无菌纱布或干净的布覆盖烧伤部位，防止感染。不要使用蓬松的或粘性的敷料，因为它们会粘在烧伤处。
就医：轻微烧伤通常可以在家治疗，但严重的烧伤需要就医。
管理疼痛：非处方止痛药，如对乙酰氨基酚或布洛芬，可以帮助减轻疼痛和减少炎症。按照包装上的剂量说明服用。
监测感染迹象：观察感染迹象，如疼痛加剧、出现红肿或脓液，怀疑感染，请就医。
随访：遵循医生关于烧伤护理的指示。
防止以后烧伤：采取措施防止以后烧伤。

四、老年人烧烫伤需尽快就医的指征

如果出现以下情况，老年人应尽快就医。
高龄老年人免疫功能减弱或其他健康状况可能会使愈合过程复杂化。
烧伤面积大、深度深或覆盖敏感区域，如面部、手部、脚部、腹股沟或臀部。
烧伤是由化学因素或电源引起的。
烧伤伴有呼吸困难、胸痛或其他严重症状。
烧伤引起剧烈疼痛或不适。
烧伤表现出感染的迹象，如疼痛加剧、出现红肿或脓液。
家庭治疗后，烧伤没有好转或开始恶化。

五、老年人如何预防烧烫伤？

温度控制：将热水器设置到安全温度（低于 48 ℃），以防止在洗澡或洗涤过程中烫伤。

测试水温：洗澡前一定要用手腕或肘部测试洗澡水温，以确保水温不太高。

安全烹饪：接触热锅和平底锅时使用隔热手套或锅架，使用热油或油脂烹饪时要小心。

微波炉安全：使用适用于微波炉的餐具和容器，从微波炉中取出物品时要小心，戴微波炉隔热手套。

消防安全：在家里安装烟雾报警器，并定期进行测试。家中备有灭火器，且知道如何使用。

衣物安全：烹饪时避免穿宽松的衣物，以降低衣物着火的风险。

电气安全：检查电线是否损坏，避免电源插座过载。

家庭安全：消除跌倒的危险因素，如松散的地毯、电线或杂物，以降低可能导致烧伤或烫伤的跌倒风险。

吸烟安全：使用底座深且稳定的烟灰缸，不要在床上或昏昏欲睡时吸烟。

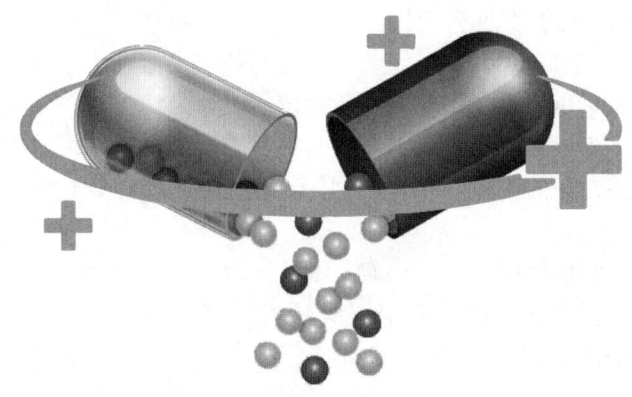

第二十二章

老年人自杀的居家应急管理

全世界每年约80万人死于自杀，是第4位死因，占所有死亡原因的约1.5%。自杀在全球各国都造成了较大的社会、经济损失，是各个国家精神卫生服务面临的主要挑战。世界范围内，自杀的流行病状况因地区而异，总的来说，自杀率往往随着年龄的增长而增加，老年人自杀率最高。因为老年人躯体功能下降，社会隔离度较高，死亡意志更坚定，实施计划更周密，故老年人自杀行为往往致死率较高。老年人自杀未遂预示将来的自杀风险更大。

⊕ 一、老年人自杀的常见原因

心理健康状况：抑郁症是老年人自杀最常见的风险因素之一。抑郁障碍的自杀致死占老年人自杀致死的83%。其他心理健康状况，如焦虑症和药物滥用障碍，也会导致自杀。

身体健康问题：慢性疾病、疼痛、残疾和功能下降会导致绝望感，增加自杀的风险。

社会孤立：由于独居、失去朋友和家人以及行动不便等因素，老年人可能面临更大的社交孤立风险。社交孤立会导致孤独和抑郁，增加自杀的风险。

经济压力：经济困难，包括退休收入不足，会导致绝望感，增加自杀的风险。

感知负担：一些老年人可能会觉得自己是家人或照顾者的负担，尤其是当他们因疾病或残疾需要大量照顾时。这种拖累感会增加自杀的风险。

认知障碍：患有认知障碍（如痴呆）的老年人可能会经历较多困惑和定向障碍，导致自尊、自信的下降和绝望感，增加自杀风险。

既往自杀未遂：既往自杀未遂的老年人未来自杀的风险增加。

要认识到老年人自杀风险的迹象，并提供适当的支持和干预。

⊕ 二、如何早期识别老年人的自杀企图？

老年人自杀的特点往往是有准备、态度相对坚定，表现出来的征兆有时候易被误认为是其他健康问题，因此识别起来具有一定难度。如果老年人出现以下情况，需要引起注意：

言语提示：老年人可能会表达绝望、无价值或渴望死亡。他们也可能会谈论无奈、无力感或感觉自己成为他人负担的负罪感等。

行为变化：如退出社交活动、酗酒、安排后事等。如有慢性难治性疾病的老人突然不愿意接受治疗，出现"反常性"的情绪好转，向亲友交代后事等。

情绪变化：情绪波动、易怒，或在一段时间的抑郁后突然平静，都可能是自杀警告信号。

全神贯注于死亡：考虑自杀的老年人可能会全神贯注于死亡相关的问题，或探讨来生。

睡眠或食欲的变化：如失眠或食欲增加/减少，可能是自杀意念的迹象。

忽视个人护理：考虑自杀的老年人可能会忽视个人卫生或外表。

突然好转：在某些情况下，情绪或行为的突然好转可能是老年人下定决心自杀的迹象。

获取工具：积攒或藏安眠药、购买刀具或以其他方式获取自杀工具。

如果在老年人身上发现了这些迹象，应引起重视。

三、发现老年人有自杀意念如何处理？

如果遇到老年人表达想死亡或伤害自己的想法，应谨慎应对。如果不确定如何应对，应及时向精神心理或危机干预的专业人员寻求帮助。

保持冷静：冷静而富有同情心地处理问题，让老年人确信你可以帮到他。

倾听：让老年人无需被评判地表达自己的感受和想法。和老年人谈论他们想自杀的想法能在一定程度上缓解他们的压力。

情况评估：确定患者是否处于直接危险之中。如果他们有伤害自己的计划或手段，或者如果正在采取措施，需拨打当地自杀危机干预电话，对已采取自杀行为的患者需要紧急拨打急救电话。

陪着老年人直到危机干预人员接手：不要留老年人独处，如果老年人没有直接危险，陪伴老年人并鼓励他们谈自己的感受，让他们知道可以得到帮助，让老年人意识到死亡并不是解决问题的唯一办法。

寻求专业帮助：寻求精神心理专业人员的帮助，陪同老年人去就医。

移除伤害手段：将药物或尖锐物体从老年人身边移除。

跟进：定期与老年人联系，继续提供支持。让老年人知道家人在他们身边，愿意帮助他们。让老年人知道有很多人和可用的资源可以帮助他。

增强自我护理能力：鼓励老年人参与促进身心健康的活动，如多锻炼、培养爱好或与亲人共度时光。

自我精神健康教育：鼓励老年人了解心理健康和自杀预防。

四、发现老年人自杀如何处理？

如果发现老年人试图自杀，应立即拨打急救电话寻求帮助。除非是经过培训的专业人员，否则不要试图提供基本急救以外的方法。

医生在及时处理自杀未遂引起的躯体损害后，会及时进行进一步的自杀风险性评估，为老年人提供安全的环境、合适的治疗场所，提出包括适当的躯体和心理治疗干预的治疗计划，防止再度自杀。有严重自杀企图的老年人应急诊收住院，积极处置，严密观察，移除危险物品，保障环境安全，将老年人置于医护人员的视线范围内，或专人护理，必要时给予约束。同时根据诊断给予相应的药物治疗。

五、如何预防老年人自杀?

预防老年人自杀包括降低风险因素,提供支持和资源以降低自杀的可能性。

识别风险因素:解决老年人自杀的风险因素,如抑郁症、社会孤立、身体疾病和药物滥用等。

抑郁症筛查:定期筛查老年人的抑郁症和其他心理健康问题。及时治疗有助于降低自杀风险。

解决身体健康问题:有效管理慢性疾病和疼痛,提高生活质量,减少绝望感。

促进社会联系:鼓励老年人保持社会联系并参与社会活动以减少孤独感。

限制危险物品:对自杀风险高的老人,监护的同时要尽量移除周围可用于自杀的物品。

健康教育:教育家庭成员、护理人员掌握有关自杀的警告信号以及如何干预。

寻求心理支持服务:寻求心理健康服务、咨询和支持团体。

鼓励健康的应对机制:鼓励老年人学习和发展压力和负面情绪的健康应对机制。

制订安全计划:与老年人一起制订安全计划,包括如果他们有自杀念头或感觉时应采取的措施。

提高对自杀的认识:提高老年人对自杀预防的认识,减少因心理健康问题寻求帮助而带来的羞耻感。

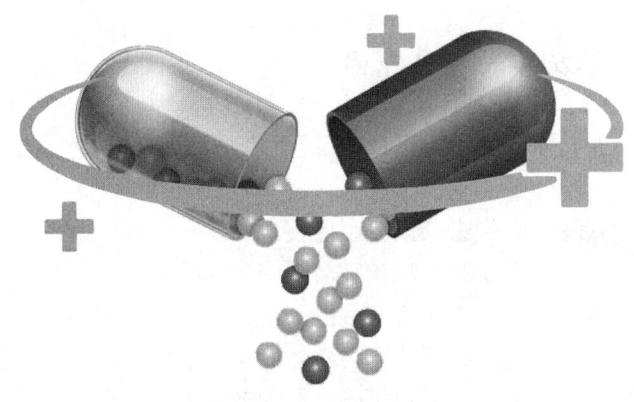

第二十三章

老年人惊恐发作的居家应急管理

惊恐障碍以反复出现显著的心悸、胸闷、出汗、震颤等症状，伴强烈的濒死感或失控感为特征。老年人的惊恐发作是指突然发生的强烈恐惧或不适，并在几分钟内达到峰值，可能伴有身体症状，如心悸、出汗、颤抖、呼吸急促、胸痛、恶心、头晕以及害怕产生不幸后果等不切实际的感觉。

惊恐障碍的发病高峰为 15～40 岁，60 岁后起病者相对较少。伴有惊恐障碍的老年患者通常是慢性病程，起病于早年并持续存在。因惊恐障碍的发作性和躯体症状的非特异性，老年患者多不主动叙述感受，而常反复就诊于综合医院各科室。

⊕ 一、老年人惊恐发作的常见原因

焦虑症：老年人可能患有焦虑症，如广泛性焦虑障碍或社交焦虑症等，会导致惊恐发作。

重大生活事件：如退休、失去亲人或经历灾难。

躯体疾病：如心脏病、甲状腺疾病和呼吸系统疾病，会增加惊恐发作的风险。

药物：包括兴奋剂、治疗哮喘和心脏病的药物，可能会引起惊恐发作。

物质使用：酒精、咖啡因和成瘾药物会增加老年人的焦虑，导致惊恐发作。

遗传因素：焦虑症或恐怖症家族史可能会增加老年人惊恐发作的风险。

神经系统变化：与年龄相关的大脑和神经系统变化会影响老年人对压力的反应，可能导致惊恐发作。

需要注意的是，惊恐发作可能是由多种因素共同引发的，患者具有个体差异，引发某个人惊恐发作的因素可能对另一个人没有影响。识别和解决惊恐发作的根本原因是减少其发作频率的关键。

⊕ 二、惊恐发作会对老年人产生怎样的影响？

惊恐发作令老年人感到极度恐惧、难以承受，往往导致以下问题。

身体症状：在惊恐发作期间，老年人可能会出现心搏加快、出汗、颤抖、呼吸急促、胸痛、恶心、头晕和失控感，甚至濒死感等症状。这些症状类似于心脏病发作或其他严重疾病，导致个体非常担心自己的身体出现了重大问题。

心理影响：惊恐发作会引起强烈的恐惧和无助感。还可能导致预期焦虑，即个人害怕未来的惊恐发作，从而导致回避等可能影响日常生活的行为。

对日常功能的影响：严重的惊恐发作会干扰老年人进行日常活动的能力，如回避社交活动。易导致社会孤立和难以维持社会关系。

其他心理健康问题的风险增加：反复发作的恐慌会增加患其他心理疾病的风险，如焦虑、广场恐怖症或抑郁症等。

酒精或药物滥用风险：患者可能会求助于酒精或药物来应对惊恐发作的痛苦症状，从而导致药物滥用的风险。

对身体健康的影响：与惊恐发作相关的慢性压力和焦虑会对身体健康产生负面影响，增加心血管问题、消化问题和其他健康问题的风险。

自杀意念：在严重的情况下，惊恐发作和相关的焦虑和痛苦会导致老年人出现自杀意念或行为。

三、如何早期识别老年人的惊恐发作？

由于症状因人而异，识别老年人惊恐发作的迹象不太容易，以下几点可供参考。

突然恐惧或不适：老年人可能会突然出现强烈的恐惧或不舒服，通常没有明确的诱因。

身体症状：惊恐发作会导致一系列身体症状，包括心搏加快、出汗、颤抖、呼吸急促、胸痛或不适、恶心或腹部不适、头晕和窒息感。

虚幻感或超然感：经历惊恐发作的老年人可能会感到与自己或周围环境脱节，或者可能会觉得事物、环境和所处的世界不真实。

对失控或发疯的恐惧：惊恐发作可能伴随着对失控、发疯或死亡的恐惧。

麻木或刺痛感：一些老年人在惊恐发作时可能会感到麻木或刺痛，尤其是手或脚。

寒战或潮热：即使环境不冷也不热，老年人在惊恐发作时也可能会出现寒战或潮热。

认知症状：惊恐发作会导致认知症状，如难以集中注意力，感觉自己的大脑一片空白，或有末日即将来临的感觉。

四、发现老年人惊恐发作，该怎么做？

保持冷静：要保持冷静，让患者放心，他们是安全的。提醒患者惊恐发作会过去的，旁人能提供帮助。

鼓励缓慢呼吸：鼓励患者缓慢深呼吸。可以通过与患者一起呼吸或轻轻引导患者的呼吸来做到这一点。

创造一个平静的环境：试着为患者创造一个安静的环境，光线柔和、无噪声。

使用放松技巧：鼓励患者使用放松技巧，如渐进式肌肉放松或视觉想象，帮助患者平静身心。

避免评判：避免做出评判或批评患者，提供支持和理解。

分散注意力：分散注意力有时候可以帮助患者将注意力从惊恐发作中转移开。可以建议进行一些平静的活动，如听音乐或专注于一项简单的任务。

与患者待在一起：和患者待在一起直到惊恐发作消退。让患者放心并认识到他们并不孤单。

必要时就医：如果患者症状严重或有惊恐发作史，应考虑就医。

惊恐发作是暂时的，可以通过正确的支持和应对策略来控制。从长远来看，定期精神科随访有助于长期治疗和缓解症状。

✚ 五、老年人惊恐发作需尽快就医的指征

惊恐发作虽能缓解，但如果老年人出现严重、长期或频率较高的反复发作症状，或患者本身有心脏问题或其他严重疾病病史，应寻求医疗救助。此外，如果惊恐发作伴有胸痛、呼吸急促、头晕或其他相关症状，有可能是急性冠脉综合征的表现，应立即就医。不明原因的惊恐发作应就医以排除任何可能导致或促成惊恐发作的潜在疾病。

✚ 六、老年人如何预防惊恐发作？

预防老年人的惊恐发作包括解决潜在的诱因和对因治疗。通过解决潜在的诱因并提供支持，可帮助预防老年人的惊恐发作，提高他们的整体生活质量。

识别触发因素：帮助老年人识别可能导致惊恐发作的触发因素，如引起紧张的情景、某些场所或行为活动，或特定的想法或记忆。

减压：鼓励老年人练习减压技巧，如深呼吸、冥想、瑜伽或渐进式肌肉放松。教老年人正念技巧和放松练习，帮助他们管理压力和焦虑。

定期锻炼：定期的体育活动有助于减少焦虑和压力，有助于防止惊恐发作。

健康生活方式：包括均衡饮食、定期锻炼、充足睡眠，避免饮酒，从而缓解焦虑。

认知行为疗法：可以帮助老年人识别和改变可能导致惊恐发作的负面思维模式和行为。

药物治疗：在某些情况下，可能需要药物来帮助控制焦虑和预防惊恐发作。

支持网络：鼓励老年人保持社交联系，并寻求朋友、家人或支持团体的支持。

限制兴奋剂：咖啡因能提高心率、增强交感神经活动、增加皮质醇和肾上腺素释放，这些变化可导致身体感受到类似"惊恐发作"的症状，如心悸、出汗、胸闷、手抖等，应限制。

定期检查：监测心理健康状况并根据需要获取支持。

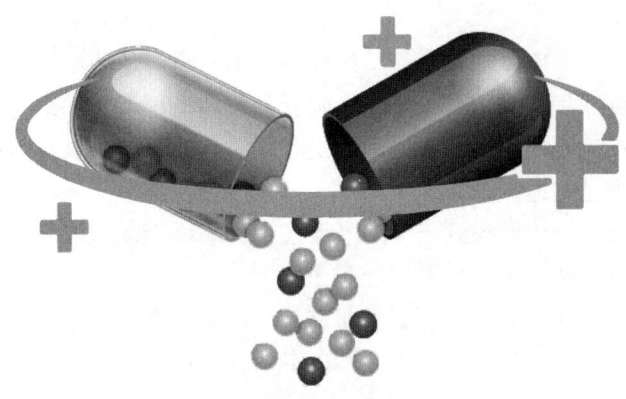

第二十四章

老年人走失的居家应急管理

《中国老年人走失状况白皮书》中相关调查数据显示，全国每年走失老年人约 50 万人，平均每天就约有 1370 名老年人走失；从年龄上看，65 岁以上老年人容易走失，比例达到 80%；迷路、精神疾病和认知功能损害是老年人走失的重要原因。接受过救助的走失老年人中，约有 25% 的老年人会再次走失。走失的管理重在预防并治疗导致走失的原发疾病。

一、老年人走失了该怎么办？

如果老年人走失了，应及时采取行动确保他们的安全，尽快找回失踪的老年人。

保持冷静：保持冷静至关重要。恐慌会降低人们清晰思考和采取适当行动的能力。

搜索相关区域：首先搜索老年人最后一次露面的相关区域。查看附近的建筑、公园或其他老年人可能漫步过的地方。

通知警察：如果无法快速找到走失的老年人，可联系当地执法部门。提供老年人的照片，包括服装或身体方面的某些显著特征。

通知他人：将情况通知家人、邻居和朋友。他们可以协助搜寻并提供支持。

科技：如果老年人有手机，试着给他们打电话或发短信。如果给老年人配备定位跟踪设备，将对找人起到帮助作用。

保持沟通：与警察和参与搜寻的其他人保持联系。向他们提供可能有助于找到老年人的任何新信息。

二、如何预防老年人走失？

保持日常生活的规律性：有规律的日常生活有助于减少老年人的混乱和认知负担，避免迷路，减少他们走失的可能性。

监督和监控：可以给有走失风险的老年人使用监控设备或警报器，如果他们离开指定区域，家人可以收到警报器的提醒。

家庭保护措施：对可能走失或认知功能障碍的老年人，可以使用门警报器或儿童安全锁，防止他们独自出门。

携带身份证明：确保老年人始终携带身份证明复印件，包括姓名、地址和紧急联系人信息。

科技防走失：可以使用定位跟踪设备或相关移动应用程序来跟踪可能会走失的老年人。如发生问题时这些设备可以帮助快速找到走失的老年人。

保持活跃和人际互动：鼓励老年人保持身心活跃，降低认知损害的风险，从而降低走失的风险。

创造一个安全的环境：消除家中的危险，如果老年人容易无目的游走，会增加跌倒或受伤的风险。确保家里光线充足，尽量按照防跌倒要求布置生活区域。

与邻居沟通：告诉邻居和社区成员该老年人有走失的风险，这样他们就可以留意并在看到老年人独自在外面时及时提醒。

干预导致走失高风险的健康问题：治疗原发病，如精神疾病和认知障碍等。

三、加强公众对行为异常老年人的识别教育

北京大学护理学院的王志稳教授团队的研究给出了公众如何识别和帮助走失的老年痴呆患者，见下图。

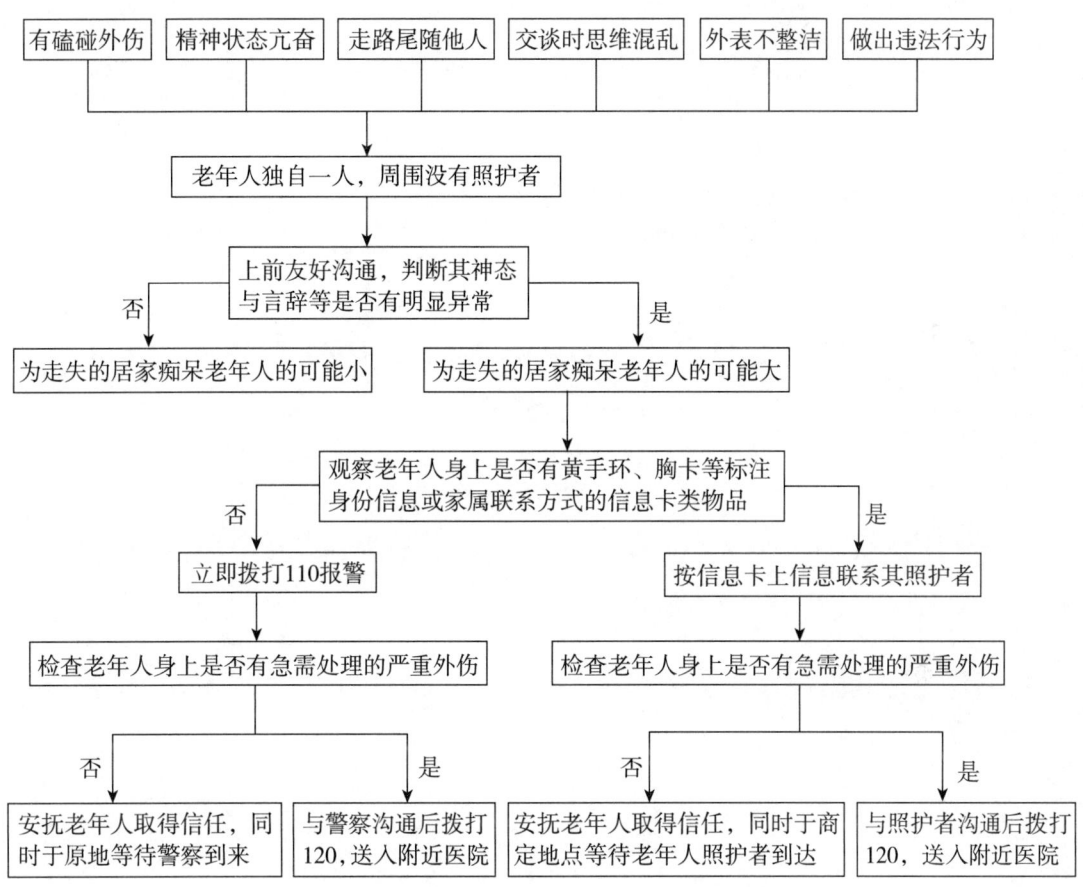

公众识别老年痴呆患者走失的紧急处理路径图